-697

6.

FRAGMENT D'UN PROJET D'HISTOIRE CONCERNANT LA CHEVALERIE CHRESTIENNE AV SVIET DES REMEDES EXQUIS ET DES PANACE'ES CHARITABLES

Envoyez à Cayenne l'An 1697.

Par les Hospitaliers du Saint-Esprit

POUR

Survenir domestiquement, facilement & sans aucun autre secours à presque toutes les Maladies curables, des Riches Habitans & des Pauvres engagez de cette Isle, & des autres Habitations de la France occidentalle.

Imprimé à Angers par la Veuve O. Avril, & se vend A PARIS,

Chez L'Aurrent D'Hourry ruë saint Iacques à l'enseigne du saint-Esprit, ET Iean Nion sur le Quay des grands Augustins.

M. DC. XCVII.

Avec Privilege du Roy.

A MESSIRE CHARLES HUË DE COURSON, Chevalier, Commandeur de saint Pourſain, Sous-Vicaire General, premier Officier d'épée & Proviſeur, le Siege de la Grand Maîtriſe vacquant, de l'ancien Ordre Royal, Religieux, Hoſpitalier & Militaire du Saint-Eſprit de Jeruſalem & de Montpellier.

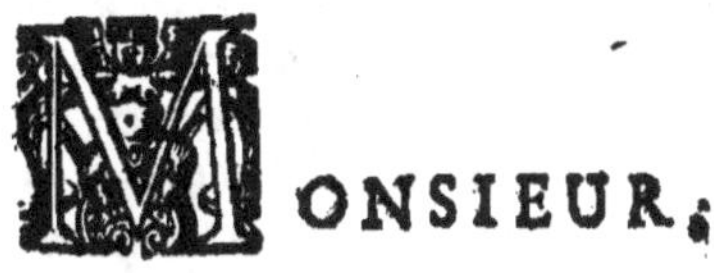

ONSIEUR,

De tres puiſſans motifs m'ont engagé à vous dedier le Fragment d'Hiſtoire que je vous preſente; vous aveʒ ſi heureuſement contribué à l'établiſſement qui en fait le ſujet, qu'il ſemble que toute la gloire vous en ſoit deuë; j'ay reçû tant de faveurs de vôtre part, que je ne ſçaurois vous rendre un témoignage trop public de ma juſte reconnoiſſance, & vous aveʒ procuré des avantages ſi nombreux & ſi conſiderables à tout le corps de nôtre Ordre, que nous ſommes tous égallement obligeʒ à vous en marquer nôtre gratitude.

En effet comme l'établissement de nôtre nouvel Hôpital de Cayenne, n'a été projetté, fondé & accepté que par rapport à l'authorité que vous m'avez donnée; qu'il n'attend que de la Commanderie d'Angers dont vous m'avez donné le Titre, la protection & le secours qui luy est necessaire; que cette Commanderie ne pouvoit trouver son rétablissement que dans l'union de biens que vous avez consentie; & que si ces biens ont été ajoûtez au patrimoine des Pauvres, c'est par ce que vous en avez donné une partie, que vous avez accepté ceux qui viennent de moy, & que vous m'avez mis en droit d'accepter ceux qui ont été d'ailleurs aumonez en faveur de ma fondation; on peut dire veritablement que vous êtes la source de tous les avantages que les Habitans de cette Isle & des Habitations voisines doivent tirer de cet heureux établissement.

C'est encore principallement à vôtre bonté & à vôtre generosité, que je dois les Titres & l'Autorité d'Administrateur General & de premier Medecin de nôtre Ordre; c'est vous qui avez institué mon Fils dans la dignité de Coadjuteur à ces Dignitez, & aux deux Commanderies dont vous m'avez fait Titulaire, pour me donner moyen d'occuper son zele comme le mien à l'utilité de nos pauvres infirmes; c'est vous qui m'avez incité à écrire l'histoire de la Chevalerie Chrétienne, dont les deux premieres parties ont été si agreablement receuës à la Cour & au Conseil; c'est vous qui m'avez procuré l'honneur d'être préposé à la deffence de nôtre Milice contre les entreprises des Chevaliers de Saint Lazare, & contre les pretentions prejudiciables de nos Religieux profez; c'est vous enfin qui m'avez obligé par toutes ces graces & par une infinité d'autres, à vous être entierement devoué, & à vous rendre en toutes occasions de tres respectueux hommages.

Vous pouvez croire Monsieur, que je n'ay pas été moins sensible, à ce que vous avez fait de grand & de genereux pour tout le corps de nôtre Ordre, puisque j'en ay presque toûjours été témoingt oculaire; je sçay combien de fois & avec qu'elle ardeur vous avez raßemblé ses Membres dispersez, pour soûtenir contre l'Ennemy dans les temps difficiles, & les instances que vous leur avez faites, pour attirer sur eux les bonnes graces du Roy, par leurs renouvellemens de serment & par leurs offres de service & de contribution; je ne puis ignorer toutes les demarches que uous avez faites & toutes les mesures que vous avez prises, pour parvenir à l'acceptation du Regiment de Cavalerie, qui doit être levé & entretenu aux dépens de la Religion, pour agir contre les Ennemis de l'Eglise & de l'Etat; j'ay connû la vigueur & l'intrepidité avec laquelle vous avez bataillé contre tous ceux qui tendoient à la ruyne de nos affaires, lors même que leur credit sembloit les mettre au dessus de toutes atteintes, & menacer de foudre ceux qui tenteroient de leur resister; j'étois presens lors que vous procurâtes à nos autres Capitulaires l'honneur de l'Audiance du Roy, & celuy dêtre presentez par Monseigneur le Duc de Duras, pour les trés-humbles actions de graces que nous rendismes à sa Majesté par vôtre bouche aprés l'Edit de 1693. je viens d'apprendre avec une joye que je ne puis exprimer la reconciliation que vous avez si adroitement & si prudemment menagée entre nôtre Milice & nos Religieux profez, & la transaction que vous avez reiglée pour terminer tous nos differens; enfin je suis si assuré que nous ne devons qu'à vôtre seule promotion, le bonheur d'avoir pour Confreres des Princes, des Lieutenans Generaux, des Comtes, des Marquis & une infinité d'autres personnes de la plus haute qualité & du premier merite, que je suis persuadé que nous ne tenons que de vous, la puissante protection dont nous ressentons tous les jours le bien heureux effet, & qui doit operer incessamment le rétablissement de toutes nos maisons par la pratique de l'hospitalité.

Je n'aurois jamais fait Monsieur si je voulois entrer dans le détail de tout ce que vous avez fait d'ailleurs d'avantageux pour nôtre Milice, pour nôtre Congregation professe, pour chacun de nos Confreres Chevaliers & Religieux; & principallement pour moy & pour ma famille, pendant même que de puissans Ennemis vous sollicitoient le plus fortement contre mes interests; j'ayme mieux passer sous silence une infinité d'actions genereuses, que d'abuser plus longt-temps de l'honneur de vôtre attention; il suffit de vous protester quand à present, que vous trouverez toûjours en moy un juste retour, & que personne au monde n'est avec plus de zele & de respect,

MONSIEUR

Vôtre trés-humble & trés-obeïssant serviteur,
DE BLEGNY.

PRIVILEGE DU ROY.

LOUIS PAR LA GRACE DE DIEU, ROY DE FRANCE ET DE NAVARRE: A nos amez & feaux Conseillers, les Gens tenans nos Cours de Parlement, Maîtres des Requêtes ordinaires de nôtre Hôtel, Baillifs, Senéchaux, Prevôts, leurs Lieutenans, & tous autres nos Iusticiers & Officiers qu'il appartiendra, Salut. Nôtre trés-cher & bien amé NICOLAS DE BLEGNY, Sieur d'Authun & de Cerilly, nous a fait remontrer, qu'il desireroit faire imprimer un Livre qui a pour titre: *Projet de l'Histoire generale des Religions militaires, & des Caracteres politiques & seculiers de Chevalerie*; ce que ne pouvant faire sans nôtre permission, il Nous a trés-humblement fait supplier de luy accorder nos Lettres sur ce necessaires. A ces causes, voulant favorablement traitter l'Exposant, & le faire joüir du fruit de son travail; Nous luy avons permis & accordé, permettons & accordons par ces Presentes, de faire imprimer, vendre & debiter par tout nôtre Royaume, Païs, Terres & Seigneuries de nôtre obéïssance, en telle forme, marge & caractere, & autant de fois que bon luy semblera ledit Livre intitulé: *Projet de l'Histoire generalle des Religions militaires, & des Carecteres politiques & seculiers de Chevalerie*, pendant l'espace de *huit années* consecutives, à compter du jour que ledit Livre sera achevé d'imprimer pour la premiere fois; durant lequel tems, Nous faisons défenses à tous Imprimeurs, Libraires, & autres personnes, de quelque qualité & condition qu'elles soient, d'imprimer ou faire imprimer, vendre & debiter led. Livre, sous pretexte de changement, correction & augmentation, en quelque sorte ou maniere que ce soit, sans la permission expresse & par écrit dud. Exposant ou de ceux qui auront droit de luy, à peine de confiscation des Exemplaires contrefaits, & des Caracteres, Presses & Vstanciles qui auront servy à les imprimer, & de tous dépens, dommages & interêts, au profit dud. Exposant ou de ceux qui auront son droit, de trois mil livres d'amende, applicable un tiers à Nous, un tiers à l'Hôpital general de Paris, & l'autre tiers aud. Exposant. A la charge de mettre deux Exemplaires dud. Livre dans nôtre Biblioteque publique, un autre dans nôtre Cabinet des Livres du Château du Louvre, & un en celle de nos trés-cher & feal Chevalier, Chancelier de France le sieur BOUCHERAT, Commandeur de nos Ordres; de faire imprimer led. Livre sur de beau papier, & en beaux Caracteres, suivant les Reglemens de la Librairie & Imprimerie des années 1618. 1686 que l'impression s'en fera dans nôtre Royaume & non ailleurs, & de faire enregistrer ces presentes, au Livre de la Communauté des Marchands Libraires & Imprimeurs de Paris, le tout à peine de nullité des Presentes: Du contenu desquelles, Vous mandons & expressément enjoignons, de faire joüir l'Exposant & ceux qui auront droit de luy, pleinement & paisiblement, cessant & faisant cesser tous troubles & empêchemens au contraire. Voulons en outre, qu'en mettant à la fin ou au commencement dud Livre l'Extrait des presentes, elles soient tenuës pour dûment signifiées; & qu'aux Copies collationnées par l'un de nos amez & feaux Secretaire, foy soit ajoûtée comme à l'Original. Mandons au premier Huissier ou Sergent, faire pour l'execution des Presentes, toutes significations, défenses, saisies, & autres Actes requis & necessaires, sans pour ce demander autre permission, non obstant clameur de Haro, Chartre Normande, & Lettres à ce contraires: Car tel est nôtre plaisir. Donné à Paris le vingt-sixiéme jour d'Août, l'an de grace mil six cens quatre-vingts-quatorze, & de nôtre Regne le cinquante deuxiéme. Signé, Par le Roy en son Conseil, DE SAINT HILAIRE, avec paraphe. Et scellé.

Registré sur le Livre de la Communauté des Imprimeurs & Libraires de Paris, le 8. Octobre 1694. Signé P. AUBOUYN, Syndic.

DISCOURS PRELIMINAIRE

LA Religion Hospitaliere & Militaire du Saint-Esprit qui est la plus ancienne de l'Eglise de Dieu; ayant toûjours possedé de grands biens dans le Royaume, aussi bien que dans le reste de la Chrêtienté; les Hospitaliers de saint Lazare, qui avoient eu l'adresse en 1672. de cultiver une protection puissante à dessein de s'approprier ces biens, ne craignirent pas de supposer que cette Religion étoit entierement aneantie, que ses biens étoient generallement abandonnez ou usurpez, & qu'ils pouvoient les reclamer avec justice par un pretendu droit de tutelle & d'avocatie; ensorte qu'il parut un Edit au mois de Decembre de la même année, qui declaroit cette Religion éteinte de fait & supprimée de droit, avec union de tous ses biens à l'Ordre Hospitalier & Militaire de Saint Lazare.

Comme il étoit trés veritable au contraire, que cette même Religion avoit toûjours existé & qu'elle existoit encore alors dans son chef & dans ses membres, ses Officiers ne manquerent pas de former opposition à l'enregistrement de cet Edit, mais comme ils furent renvoyez vers le Roy sur les justes causes de cette opposition; & qu'ils furent conseillez de differer leurs trés-humbles remontrances, pour le temps d'une disposition plus favorable; ils se contanterent de faire leurs protestations, & de renouveller leurs vœux & leur serment par differens actes qui furent passez chez les Nottaires de Paris; jusqu'en l'année 1691. qu'ils se mirent en devoir de faire leurs diligences pour parvenir au rétablissement de leurs affaires. Plusieurs assemblées capitulaires ayant été tenuës à cet effet; & ceux par qui elles étoient composées, ayant examiné avec attention, ce qui avoit principallement causé la décheance de leur Ordre, ils reconnurent que c'étoit le deffaut d'une maison consistorialle à Paris, & qu'on devoit tenter tous les moiens possibles pour en procurer l'établissement; & comme dans le même temps, l'Autheur qui étoit du nombre des plus anciens Officiers du Chapitre, fut honoré d'une commission expresse pour dresser toutes les Requêtes, tous les Placets & tous les Memoires qui devoient être presentez au Roy contre l'usurpation des Chevaliers de Saint Lazare; il se persuada qu'il ne pouvoit donner une premiere marque de son zele qui fut plus agreable à ses Confreres; qu'en leur offrant de faire Donation, d'une place qu'il venoit d'acquerir au Faux-bourg Saint Antoine, & sur le fond de laquelle on pourroit bâtir cette maison sous son administration particuliere, avec toutes les commoditez necessaires pour y exercer l'hospitalité, & pour y traitter les Ruptures ou Décentes & plusieurs autres Maladies presumées incurables, pour la guerison desquelles il avoit plû à Dieu de luy donner des Talens & des Remedes trés singuliers, sur quoy ayant consulté le zele de la Dame son épouse, & pris resolution dans le Conseil de sa famille, cette Donation fut faite acceptée & ratifiée par Actes & Contrats des 24. Ianvier 18. Avril & 23. May de l'Année 1692.

Son exemple ayant provoqué le zele de plusieurs autres de ses Confreres, & en meme temps la pieté & la charité de quelques personnes privées; il eut incontinent aprés le bonheur d'accepter plusieurs Donations si considerables, qu'il eut tout sujet de croire que le dessein de cette fondation étoit le propre ouvrage du Saint-Esprit; ensorte que pour en accelerer & assurer l'execution, il adjoûta à sa premiere Donation par autre Contrat du 29. Mars 1694. plusieurs autres biens & effets montant environ à la somme de 20000. liv. & comme il avoit eû d'ailleurs l'avantage de voir succeder à ses recherches & à ses poursuittes, la revocation de l'Edit de 1672. par celuy du mois de Mars 1693. & par plusieurs Declarations & Arrests donnez en concequence; il se disposoit serieusement à effectuer ses obligations & promesses, & à commencer cet établissement sous le bon plaisir de Sa Majesté; lors qu'il plût à Dieu de mettre à la plus rude espreuve la ferveur dont il étoit préocupé, & la constance qui luy étoit necessaire, pour resister dans cette entreprise aux tentations du Demon; ensorte qu'ayant été prevenu par une disgrace impreveuë, & mortifié par une oppression qu'il ne s'étoit point attirée, la providence le conduisit en la Ville d'Angers, où il y avoit une ancienne Commanderie du Saint-Esprit dont tous les biens avoient été usurpez, & qui luy fut conferée à la charge d'y rétablir l'hospitalité, en conformité des intentions du Roy; ce qui luy fit prendre la resolution d'y faire son établissement & de faire unir & annexer à cette Commanderie, tous les biens de sa fondation comme ils le furent en effet par Actes & Contrats des 22. Juillet & 8. Aoust 1696. & cette union notifiée à tous les Notables de cette Ville par un ample procez verbal, dressé en execution de la declaration du 24. Aoust 1693.

Ce Procez verbal & les Cures nombreuses & surprenantes qu'il avoit faites en la même Ville avec un applaudissement general, étant venuës à la connoissance de Monsieur Folio des Roses & de Madame de Chanzeau sa sœur, qui sont du nombre des plus considerables Habitans de l'Isle de Cayenne, & qui avoient passé en France pour leurs affaires; ils jugerent qu'ils ne pourroient procurer un plus grand avantage à cette Isle & aux Habitations voisines, que l'établissement d'un Hôpital qui fût annexé à cette même Commanderie; ce qui à donné lieu au Contrat qu'on va lire, & à tout ce que l'Autheur a crû devoir faire pour contribuer à cet établissement avec tout le zele & toute l'exactitude que sa vocation pouvoit exiger.

FONDATION

D'UNE MAISON HOSPITALIERE POUR L'ISLE DE CAYENNE

ſous la Juriſdiction & dependance de l'ordre Hoſpitalier du Saint Eſprit.

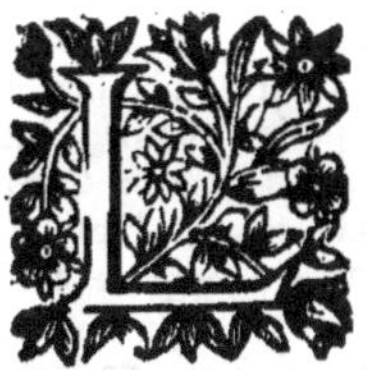

LE vingt-quatriéme jour d'Octobre mil ſix cens quatre-vingt-ſeize aprés midy.

Pardevant nous Laurent Bucher Nottaire Royal à Angers, furent preſens en perſonne ſoûmis & établis le Sieur Gabriel Folio des Roſes, Eſcuyer, Enſeigne de Vaiſſeau dans la Colonie de l'Iſle & Ville de Cayenne y demeurant ordinairement, tant pour luy que pour Dame Françoiſe Vaſe ſa Mere, veuve de feu Noble Homme Gabriel Folio des Roſes, Eſcuyer ancien habitant de lad. Ville de Cayenne ; & Dame Magdeleine de Folio des Roſes Femme & Procuratrice generalle de Mre. René du Bois, Chevalier Seigneur de Chanzeau, ayant pareillement ſa demeure en lad. Iſle de Cayenne, étant de preſent en cette Ville pour leurs affaires, logez ruë Saint Aubin Paroiſſe de Saint Michel de la Paluds d'une part, & Mre Nicolas de Blegny, Chevalier ſieur d'Authun & de Cerilly, Medecin ordinaire du Roy & de Monſieur, inſtitué ſous le bon plaiſir de ſa Majeſté, Commandeur, premier Medecin, & Adminiſtrateur general de l'ancien Ordre, Milice & Religion Hoſpitaliere du Saint Eſprit de Montpellier, demeurant ordinairement en la Ville de Paris au quartier de Popincourt Paroiſſe Saint Paul, & étant de preſent au Château de lad. Ville d'Angers d'autre part, leſquels ont fait & accordé ce qui enſuit, ſur ce que de la part dudit ſieur Folio des Roſes & de lad. Dame de Chanzeau ſa ſœur, étoit dit, que depuis l'établiſſement de leur famille en lad. Iſle de Cayenne, ils n'ont pû voir qu'avec beaucoup de compaſſion, l'extreme miſere d'une infinité d'engagez & de pauvres habitans, qui étant attaquez des diverſes maladies contagieuſes ſubites & mortelles qui regnent dans lad. Iſle, ils languiſſoient & mourroient ſans aucun ſecours, ſur la terre, dans les bois, & ſur le bord des rivieres, où ils étoient contraints de ſe traiſner pour ſurvenir a la ſoif intollerable dont ils étoient obcedez; n'ayant d'ailleurs pû voir qu'avec douleur, les pertes conſiderables qui ont été faites par les habitans aiſez de lad. Iſle, en voyant mourir frequemment des Neigres qui leurs avoient coûté de grandes ſommes, & qui auroient été rétablis en ſanté, s'ils euſſent été aydez des ſecours & bons remedes qu'ils auroient pû trouver dans un Hôpital bien adminiſtré, ce qui auroit inſpiré le deſſein à toute cette famille, de rechercher tous les moyens poſſibles, pour procurer l'établiſſement d'une maiſon Hoſpitaliere en ladite Ville de Cayenne, & de ſe rendre par cette entremiſe d'autant plus agreable à Dieu, au Roy & au public; & comme led ſieur comparant & lad. Dame ſa ſœur, ont apris depuis leur ſejour en France; que ſa Majeſté toûjours ſurveillante au bien & avantage de ſes ſujets, par ſon Edit du mois de Mars 1693, avoit ordonné le rétabliſſement dud. ordre, qui étoit preſque aneanty dans le Royaume, quoy que floriſſant dans preſque tous les autres états de la Chrétienté; & qu'à cet effet elle a eû la bonté d'accorder & faire expedier, le brevet de la grande maîtriſe d'iceluy, au Reverendiſſime Pere en Dieu Mre. Pierre Thibault de Mommorancy Luxambourg Abbé commandataire de l'Abbaye d'Orcan, par la diſpoſition duquel brevet datté du premier Aouſt aud. an 1693, ainſi que par celle dud. Edit & des Declarations & Arreſt du Conſeil d'Etat donnez en concequence, il paroît que ſa Majeſté s'eſt propoſée d'employer les membres & biens dud. Ordre, pour augmenter autant qu'il eſt poſſible le nombre des Hôpitaux dans tous les lieux de ſon obeïſſance, iceux Sieur & Dame comparans, qui ont toûjours eû une devotion particuliere au Saint Eſprit, auroient formé le deſſein de commencer la fondation d'une maiſon Hoſpitaliere dud. Ordre pour lad. Ville de Cayenne, afin d'exciter le zele & la charité des autres habitans de lad. Iſle, mais comme ils ont apris que led. Seigneur Abbé de Luxembourgt differe de faire les fonctions de grand Maître dud. Ordre juſqu'à l'obtention de ſes bulles, & que led. ſieur de Blegny adminiſtrateur general d'iceluy, qui avoit été prépoſé à la recherche des titres, droits & faits hiſtoriques dud. Ordre, & qui avoit d'ailleurs donné & accepté des biens & effets conſiderables, pour l'établiſſement d'une Commanderie dudit Ordre aud. lieu de Popincourt à Paris, les auroit fait unir & annexer à l'ancienne Auſmonerie du Saint Eſprit de lad. Ville d'Angers, de laquelle il a été pourvû en concequence au titre de Commanderie, ils ſe ſont adreſſez vers luy, & l'ont requis d'agréer que lad. maiſon Hoſpitaliere projettée pour lad. Ville de Cayenne, ſoit par eux fondée comme annexe de ladite Commanderie d'Angers, & lad. fondation par luy acceptée comme titulaire d'icelle, étant perſuadez qu'il pourra mieux pourvoir que tout autre Superieur, à ce que ladite maiſon Hoſpitaliere ſoit fournie des remedes les plus efficaces, & les pauvres d'icelle ſecourus par gens habiles & experimentez en la Medecine, Chirurgie & Pharmacie; ce qui leur ayant été accordé par led. ſieur Adminiſtrateur general ſous le bon plaiſir de ſa Majeſté & dud. Seigneur Abbé de Luxembourgt nommé à la grande Maîtriſe dudit Ordre, ont leſd. Sieur & Dame comparans es noms & qualitez cy-deſſus, fait donation entre vifs pure ſimple & irrevocable aud. Ordre, avec toute garantie & promeſſe de faire ratifier, tant lad. Dame leur mere, que ledit ſieur de Chanzeau & tous autres que beſoin ſera, d'une place à bâtir de deux cens pas en quarré, qui ſera priſe & meſurée ſur le rivage de la Mer à l'endroit le plus convenable dans le teritoire nomme Aupont qui leur appartient, comme faiſant partie de la ſucceſſion dud. défunt ſieur Folio des Roſes leur pere, ſituée dans ladite Iſle de Cayenne à un quart de lieuë de la Ville ou principalle habitation, & dans laquelle place, leſd. Sieur & Dame comparans promettent & s'obligent eſd. noms ſolidairement chacun d'eux & un ſeul pour le tout, ſans division de personnes ny de biens, envers led. Ordre, de faire construire & edifier avant le premier jour d'Avril prochain, une Maison ou Caze à leurs frais & dépens, contenant au moins une petite Chapelle, une Salle pour les malades, un Office pour la preparation des remedes & une Cuisine pour l'aprest des alimens, & même de placer aussitôt aprés le bâtiment fait, deux lits en icelle maison, pour y commencer ou faire commencer l'exercice de l'Hospitalité, en faveur de deux pauvres qui seront hebergez, chauffez, nourris, servis & medicamentez à leurs dépens, jusqu'à ce que par les aumônes & contributions des autres habitans de lad. Isle & habitations adjacentes, lad. maison Hospitaliere soit en état de subsister par elle même, à la charge quelle sera & demeurera à perpetuité unie, annexée & soumise à lad. Commanderie d'Angers, & que ladministration principalle n'en pourra être donnée qu'à personne de la famille desd. Sieur & Dame comparans, & aprés leur deceds à leurs décendans, hoirs & ayant cause, ausquels appartiendra la presentation de toutes les dignitez & charges de lad. maison, sur laquelle ledit sieur de Blegny Administrateur general & ses successeurs à lad. Commanderie d'Angers, seront tenus de donner toutes lettres & provisions desd. charges & dignitez, même celles de Prieur & Chapelains de lad. Chapelle, moyennant qu'il ne luy soit par eux presenté que personnes idoines & capables; ce qui a été accordé & accepté purement & simplement pour led Ordre par led. sieur administrateur general au nom & comme titulaire de lad. Commanderie du Saint Esprit d'Angers, aux charges clauses & conditions cy-aprés exprimées qui sont en premier lieu, que lad. maison hospitaliere de Cayenne sera & demeurera à perpetuité avec toutes ses appartenances & dependances, biens, meubles, immeubles & autres effets presens & à venir unie annexée & soumise à lad. Commanderie du Saint Esprit d'Angers, en deuxiéme lieu qu'elle sera maintenuë à toûjours en administration laïque & seculiere, sans que lesd. Sieur & Dame des Roses leurs hoirs & ayant cause puissent sous quelque pretexte que soit & puisse être, ceder leur droit d'administration à aucun Religieux profez, ny Religieuses professes; en troiziéme lieu que led. sieur de Blegny acceptant & ses successeurs titulaires de lad. Commanderie du Saint Esprit d'Angers, auront à perpetuité le droit de collation esdites charges & dignitez: en quatriéme lieu que lad. maison Hospitaliere de Cayenne sera regie, administrée & gouvernée suivant & conformemement aux bulles & decrets de nos Saints Peres les Papes, aux Edits & Declarations de sa Majesté & des Roys ses predecesseurs, aux Arrests & Reiglemens de ses Conseils, & aux Reigles, Statuts & Constitutions dudit Ordre, en execution de quoy led. sieur acceptant sur la requisition desd. Sieur & Dame fondateurs a nommé & preposé: sçavoir led. sieur Gabriel Folio des Roses à l'administration principalle de lad. maison Hospitaliere projettée pour l'Isle de Cayenne, & lad. Dame Françoise Vase sa Mere à la direction particuliere des Dames Hospitalieres femmes & enfans malades dud. Hôpital, dont l'établissement ne pourra être par eux commencé, qu'aprés en avoir referé à Mre. Pierre de Ferolles Chevalier Conseiller de Sa Majesté en tous ses Conseils, Gouverneur desd Isle, Ville & forteresse de Cayenne, aux fins d'obtenir sur ce son agrement, aprobation & protection, lesquelles clauses, charges, & conditions cy-dessus ainsi consenties & accordées par lesd. sieur & Dame fondateurs esdits noms, ils ont promis, se sont obligez, & ont juré & affirmé par devant nous, de les tenir, garder & observer de point en point sans aucunement y contrevenir ny deroger; car ainsi a été le tout voulu, stipulé & accepté par lesdites parties lesquelles s'y sont obligées respectivement, eux leurs hoirs & successeurs biens & choses, renonceant à toutes choses à ce contraires, & par special lesd. demeurans au Benefice de division d'ordre & discution, de priorité & pesteriorité, dont les avons jugez, fait & passé aud. Angers en nôtre étude & aud. Château d'Angers, presens à ce, Toussaint Avril & François Bellanger praticiens demeurant audit Angers témoins à ce requis & appellez, sont signez en l'original, Gabriel de Folio des Roses, Madeleine de Folio des Roses, de Blegny, Avril, Bellanger, & nous Nottaire soussigné & controllé audit Angers le sixiéme Novembre 1696. Signé Bucher Nottaire Royal & scellé le huit Ianvier 1697.

REMARQUES.

I. Cayenne est une des Isles de l'Amerique qui touche presque à Terre-ferme. Elle est situé à l'embouchure d'une Riviere de même nom, entre la Riviere des Amazones & celle de Lorenoc à 4. degrez 36. minuttes au Nord de la ligne Equinoxialle. Elle fut premierement occupée par quelques avanturiers François sans aveu & sans authorité, qui deputerent quelques uns d'entre eux en 1633. pour venir demander en Cour la protection & le secours qui leur étoit necessaire pour un plus ample & plus solide établissement. Vn Gentil-homme assez riche nommé Monsieur de Bretigny obtint commission du Roy pour y passer avec une Colonie de 400. hommes qu'il leva à ses dépens. Mais le mauvais usage qu'il fit du pouvoir qui luy avoit été confié le fit perir avec presque tous les habitans dont le reste fut entierement dispersé par les Sauvages; ce qui n'empêcha pas qu'en 1652. un nommé Mr. de Royville ny conduisît une autre Colonie, dont l'entreprise eut à peu prés la même catastrofe. aprés laquelle quelques Hollandois & quelques Iuifs chassez du Bresil par les Portugais, si établirent, & en furent ensuite chassez par Monsieur de la Barre, qui avoit formé une compagnie pour le commerce de la France Equinoxiale en Terre-ferme de l'Amerique, & qui avoit obtenu de sa Majesté le titre de Lieutenant en cette Isle où il fit son debarquement sans aucune opposition au mois de May 1654. & où les François se sont toûjours depuis maintenus par le commerce du Sucre du Tabac & de quelques autres marchandises.

II. Le Reverend Pere Iean Baptiste du Tertre Iacobin, dans son histoire generale des Ant-isles où il a été long-temps Missionaire Apostolique, dit qu'outre les maladies qui sont icy connuës & ausquelles on est fort sujet dans les Isles, comme fiévres intermittantes, fiévres chaudes continuës, pleuresies, coliques bilieuses, dissenteries, fluxions purulentes sur les yeux, maladies impures, ulceres malins &c. on y voit des maux qui sont particuliers à ceux qui les habitent; par exemple certaines douleurs d'estomahc qui attirent en moins de rien une sorte d'Hidropisie, ce qui déconcerte tous les Chirurgiens, & enleve en certains temps un trés grand nombre de personnes, particulierement d'entre les pauvres engagez, sans qu'on y puisse trouver de remedes.

Il parle aussi d'une autre maladie appellée coup de barre, qu'il dit n'être pas moins mortelle, & qui consiste en une douleur qui prend sur le milieu des cuisses & qui interdit toutes sortes de mouvemens; étant accompagnée d'une soif intollerable, qui cause incontinent l'hidropisie, la jaunisse universelle, la melancholie hipocondriaque, les debilitez, les lassitudes, les maux de cœur, la fiévre lente, la difficulté de respirer & enfin la mort.

Enfin il dit quelque chose d'un engourdissement de nerfs & de tendons qui rend les membres & particulierement les bras & les jambes destituez de force & souvent contrefaits pourtoûjours.

III Il y a eu dans ces Isles depuis environ dix années une espece de contagion qui a fait mourir une infinité de personnes & principallement à Cayenne où le R. P. du Tertre dit que l'air est plus malin que dans tout le reste des Isles; ce qui vient apparemment de ce qu'elle est si proche de l'endroit de terre-ferme qui a été marqué, où les rivieres & les bois attirent des pluyes presque continuelles pendant une grande partie de l'année.

on voit

IV. On voit par ces remarques combien l'établissement projetté doit être utile. C'est pourquoy encore que Monsieur des Roses eût beaucoup d'inclination pour faire un plus long sejour en France, il s'embarqua dés le commencement de l'année 1697. pour accelerer cet établissement, en quoy il doit avoir été aydé par Madame de Chanzeau qui est partie dans le même dessein trois ou quatre mois aprés.

V. On doit croire qu'ils auront trouvé Monsieur le Marquis de Ferolles, Gouverneur de Cayenne trés favorable à ce projet, premierement parce que l'utilité de cet établissement luy doit être connuë; en deuxiéme lieu par ce qu'il a toûjours gouverné avec une tendresse de Pere les habitans de cette Isle; en troisiéme lieu parce que la famille de Madame des Roses est des plus riches & des plus considerables de la principalle habitation ; & en quatriéme lieu parce que Madame de Chanzeau, a eu le bonheur d'épouser en premieres nopces, le propre neveu de mond. sieur le Gouverneur.

LETTRE

Escrite par ledit Sieur Administrateur General, *A Monsieur Folio des Roses, au sujet de cette fondation.*

MONSIEVR,

Ne doutant ny de vôtre zele, ny de vôtre faveur auprés de Monsieur le Gouverneur de Cayenne, je dois presumer qu'aprés avoir obtenu son agrément & sa protection, vous aurez effectué les obligations que vous avez contractées envers l'Ordre du Saint Esprit, & que vous les aurez fait ratifier par Madame vôtre Mere & par Monsieur vôtre beau frere; puis qu'elles ne peuvent attirer sur toute vôtre honorable famille, que beaucoup de benedictions, d'honneur & de Prosperité; ainsi pour répondre comme je dois à vôtre bonne vocation, & pour tenir reciproquement la parolle que je vous ay donnée, je vous envoie un Tresor plus capable que tout autre bien, d'assurer le succez de l'établissement que vous avez projetté.

Ce Tresor est composé de deux parties égallement considerables; à sçavoir de la personne du sieur Ramond que je vous adresse, & du coffre medecinal dont je luy ay donné la conduite; car vous aurez en luy seul un Medecin sçavant, un Chirurgien expert, un Anatomiste exact, un Apoticaire habile, un Chimiste industrieux, un Accoucheur adroit, un Oculiste excellent & un Artiste ingenieux pour toutes les œuvres de la main concernant les maladies reservées, les ruptures ou décentes, les fractures & dislocations des Os & generalement pour toutes les operations les plus singulieres & les plus industrieuses, ayant étudié & exercé sous moy pendant quinze années, toutes ces differentes parties de l'Art de guerir, pendant que je les pratiquois & que je les professois à Paris, où j'ay pris soin de l'instruire dans la parfaite connoissance des Vrines, & même dans la pratique des Baignoires & tuves Evaporeuses que j'ay inventées, pour la guerison des Paralisies, des douleurs inveterées & de plusieurs autres maladies rebelles qui exigent la transpiration des humeurs; ensorte que c'est un veritable Medecin policreste, c'est à dire (selon la signification de ce mot Grec Francisé) un Medecin general pour toutes les especes de maladies curables.

A l'égard du coffre medecinal, il ne vous sera pas d'une moindre utilité, puisqu'il contient une bonne provision & un assortiment complet, des remedes excellens qui ont merité d'être presentez au Roy par feu Monseigneur le Duc de Saint Simon, & dont Madame vôtre sœur a veu icy tant de merveilleux effets. Vous trouverez à part l'inventaire de ces remedes, l'exposition de leurs proprietez & les reigles du bon usage qu'on en doit faire, & vous m'aurez encore cette particuliere obligation, que j'ay pris soin de faire imprimer le tout; afin que la part que vous pourrez faire à vos amis de ces mémes remedes, soit toûjours utilement employée, soit dans les lieux de vôtre Isle où Monsieur Remond ne se trouvera pas, soit dans les habitations de terre-ferme qui luy sont voisines, soit enfin dans le reste des Antilles, où vous ne pourriez envoyer des coppies manuscrittes de nos Memoires, sans risquer les inconveniens qui arrivent toûjours, lorsque des ordonnances de Medecine sont mal entenduës & mal executées, pour n'avoir pas été aussi bien & aussi correctement écrites qu'il auroit été à desirer.

Quand à ce qui concerne le spirituel de vôtre Hôpital; c'est à dire la benediction & la deserte de sa Chapelle, l'administration des Sacremens & la sepulture des défunts, je ne doute pas que vous n'y ayez pourvû, suivant les instructions que je vous donnay lors de vôtre départ, & je suis persuadé qu'à vôtre supplication, le trés venerable Pere Prefect chef de vôtre Eglise de Cayenne, aura eû la bonté d'ordonner cette benediction, & de commettre pour les fonctions de Chapelain, l'un des Reverends Pere Iesuistes qui sont sous sa charge; mais la priere qui doit être ordonnée pour vous & pour tous les autres biensfaiteurs de vôtre Hôpital, est peut être une chose à laquelle vous n'avez encore eû nulle attention; ce qui est néanmoins aussi juste que necessaire; c'est pourquoy je vous exorte à donner vos soins & vos ordres sur cet article; afin que vôtre aumône, & celles qui vous ont été & seront adressées, en soient d'autant plus meritoires; car c'est par rapport aux œuvres de misericorde que le Seigneur a dit qu'au jour du jugement, les bons seroient recompensez & les mechants punis, parce qu'il a voulu que l'état de pauvreté & d'humiliation qui étoit attaché à son humanité, fut respecté dans les disgraces & dans les souffrances des malheureux; ensorte qu'il a exigé de la pieté des riches, que les Foibles fussent aidez, que les Infirmes fussent secourus, que les Espuissez fussent remplis, que les Nuds fussent vestus, & que les Etrangers fussent hebergez; ce qui procure aux puissans du Siecle, l'avantage d'échanger par cet heureux commerce, des biens Terrestres & passagers, avec des biens celestes & perdurables; qui s'amassent dans le Ciel où la roüille ne les détruit point, & où les voleurs ne les peuvent ravir.

Que vous êtes heureux Monsieur de vous être trouvé avec une si grande jeunesse dans une si sainte vocation; puis qu'aprés nôtre dilection en Dieu, la charité Chrétienne ne peut rien operer qui luy soit plus agreable, que les vœux & la pratique de l'Hôpitalité; d'où vient qu'Abraham qui cherissoit cette éminente vertu, merita d'être assüré par des Anges d'une heureuse posterité, & que Loht qui eut la même ferveur, fut delivré par la même voye de l'incendie de Sodome. Heureux dit le Prophete Royal, celuy qui pense attentivement sur le miserable, le Seigneur le delivrera dans le mauvais jour. Heureux celuy qui a renfermé l'aumône dans le cœur du pauvre, elle priera Dieu pour luy dans son desastre; elle aquittera celuy qui aura retenu la dixme du Seigneur, par ce qu'il se trouvera qu'il l'aura renduë à ses membres; elle liberera celuy qui aura exigé de l'autruy, par ce qu'il se trouvera qu'il aura remis son exaction au prochain: c'est par elle que ceux qui ont usurpé dans le scandal, peuvent restituer sans deshonneur; & c'est en protegeant la veuve & l'orphelin, qu'ils peuvent provoquer plus efficacement les mouvemens de la misericorde.

C'est pourquoy comme la Reigle particuliere des Hospitaliers du Saint Esprit, o pourvû si generalement à tous les besoins du prochain, qu'elle n'excepte pas même de leurs devoirs, l'assistance gratuite qu'ils sont obligez de donner aux grands Seigneurs & à toutes les autres personnes opulentes ou aizées, qui pour quelques maladies que ce soit, se retirent dans leurs Hôpitaux ; les Papes leur ont accordé de même qu'à leurs bienfaiteurs tant de graces spirituelles, qu'il semble qu'ils ayent voulu épuiser en leur faveur tous les Tresors de l'Eglise, comme vous le verrez par les Bulles que j'ay fait coppier pour vous en donner la communication.

Ie vous envoye aussi par occasion le premier Tome de mon histoire generale de la Chevalerie Chrêtienne, que j'ay eu l'honneur de dedier au Roy ; & par lequel vous aprendrez que l'origine de la Religion du Saint Esprit est d'une antiquité si reculée, qu'on ne pourroit en fixer l'Epoque qu'en rapportant son institut à Sainte Marthe hôtesse de Iesus-Christ ; que les Hospitaliers par qui les autres Religions militaires ont été formées, avoient auparavant porté sa double Croix ; qu'elle est composé de Chevaliers & de Chevalieres, de Religieux profez & de Religieuses professes, d'Oblats & d'Oblates, de Freres servans & de Sœurs d'office ; qu'elle doit sa reigle particuliere à Guydo Prince de Mompellier, & qu'elle a été ensuitte colloquée par Eugene IV. sous la reigle de Saint Augustin ; que les plus anciens Hôpitaux de la Chrétienté sont sous sa dependance, & principallement ceux qui ont été fondez sous le titre du Saint Esprit, comme celuy de Mompellier qui est son chef lieu, celuy de Rome qui luy a été soumis par Innocent III. celuy de Paris, celuy de Vienne en Autriche, celuy de Cracovie en Pologne, celuy de Marseilles, celuy de Besançon, celuy de Dijon & un trés grand nombre d'autres où l'Hospitalité a toûjours été gardée ; que les autres Commanderies qu'elle possede, & dont les biens ont été ou usurpez ou mal employez, sont en nombre presque infiny ; que si elle est dans le Royaume dans une espece de décheance, elle ne laisse pas d'avoir encore beaucoup de lustre & de splendeur dans plusieurs autres états ; qu'elle a eû pour membres des Papes, des Cardinaux, des Archevêques, des Evêques, des Empereurs, des Roys, des Princes, des Reynes, & des Princesses, en nombre presque infiny ; que nos Roys qui l'ont toûjours protegée luy ont donné un droit d'evocation generalle de ses causes au grand Conseil ; que l'Edit de son rétablissement ne luy a été accordé qu'à cette expresse condition, qu'elle rétablira l'Hospitalité dans tous les lieux de sa dependance où elle n'a pas été gardée ; que dans l'Hôpital du Saint Esprit de Rome sur lequel ses autres Hôpitaux se doivent conformer autant qu'il est possible, les Valides Mandians y sont reçûs, les Infirmes gueris, les Enfans trouvez nourris, entretenus, instruits & établis, les pauvres Filles dottées &c. qu'outre ces œuvres charitables, les anciens Hospitaliers du Saint Esprit étoient encore occupez, à pourvoir aux Pauvres Honteux, à secourir les Prisoniers & les autres Personnes opprimées, à concilier les Plaideurs, à delivrer les Esclaves, à convertir les Heretiques, à edifier les Cathecumenes, à dogmatiser les Ignorans, à donner la sepulture aux Défunts, enfin à heberger & défendre les Missionaires, les Pellerins & les autres Fideles voyageurs.

Ie me flatte Monsieur, que je seray bien-tôt en état de vous envoyer le deuxiéme Tome de cette histoire ; par lequel vous apprendrez, beaucoup d'autres particularitez touchant l'Ordre du Saint Esprit, qui ne vous paroîtront pas moins importantes que curieuses. Il faut cependant qu'il m'en échappe une dont l'explication vous est trés necessaire. Ie vous ay déja dit que la reigle du Prince Guydo nous oblige à recevoir, servir, nourrir, penser & medicamenter gratuitement dans nos Hôpitaux les grands Seigneurs & autres personnes opulentes ou aizées, j'adjoute maintenant que cela s'observe encore aujourd'huy dans nôtre grand Hôpital de Rome, où il y a des appartemens si dignes des gens de la plus haute importance, qu'on y reçoit trés frequemment des Cardinaux, des Archevêques, des Evêques, des Princes & des Ducs seculiers malades, qui ayment mieux s'y faire traitter que chez eux; mais il est trés à propos de vous en dire la raison principalle, à sçavoir que de tous temps les Medecins, les Chirurgiens & les Apoticaires de cet Hôpital, ont tenu & tiennent encore tous les jours des Assemblées & des Conferences, pour faire de nouvelles recherches sur toutes les parties de l'Art de guerir, d'ou vient qu'ils sont tous fort sçavans, qu'ils sont toûjours munis des plus excellens Remedes specifiques, & qu'ils ont des methodes particulieres pour les operations & pour les pensemens de la Chirurgie, ensorte par exemple qu'ils ne pratiquent ny les tentes, ny les tempons dans le traittement des plus grandes playes, & qu'ils ont une infinité d'autres industries trés excellentes pour faciliter, pour accelerer & pour assurer la guerison des maladies, ce qui vous doit faire comprendre que dans la suite, vôtre maison du Saint Esprit ne sera pas moins occupée par les riches que par les pauvres, puis qu'il seroit impossible à vos habitans les plus aisez, de se procurer dans leurs maisons les grands secours qu'ils trouveront dans la vôtre, & qu'ils en pourront tirer de diverses autres manieres, par le soin particulier que nous prendront de vous envoyer de trés habiles gens & de trés excellens remedes.

Le soin que vous devez prendre de faire connoître cet avantage à vos habitans, & à ceux des habitations voisines, les provoquera sans doute à seconder d'autant plus volontiers vôtre entreprise, qu'ils en tireront cet avantage qu'estant encore sur la terre, leurs bien-faits leurs seront rendus avec usure, & qu'ils seront d'autant mieux recompensez dans la vie future, que selon le dire de l'Apôtre la charité accomplit toute la Loy, puis qu'en nous unissant à Dieu par nôtre dilection, & au prochain par nôtre amour, elle fait de toutes nos parties des instrumens & des armes de justice & de sainteté; cette vertu qui est surnaturelle, ne pouvant être considerée que comme un don du S. Esprit, ce qui a fait dire à la sagesse que c'est un feu qui monte toûjours & qui ne décend jamais, & l'on peut dire en effet, que c'est dans nôtre cœur un vif ressentiment de l'amour Divin, & une continuelle reflexion de cet amour vers son principe, ensorte que l'Ame sanctifiée aprés avoir compris ce qu'elle doit à son Autheur respectivement à nôtre creation, aux graces qu'il influe perpetuellement sur nous, & aux felicitez qu'il nous a preparées, dirige toutes ses intentions & toutes ses operations vers le Ciel; & comme il est de la grandeur de Dieu qu'il soit glorifié dans ses œuvres; elle étend ses considerations & sa tendresse jusque sur les Creatures, afin d'adjouter à son culte principal toutes sortes d'actions meritoires, ce qui l'éleve d'autant plus au dessus de nôtre infirmité naturelle, que cette heureuse disposition est toûjours l'effet d'une Foy vive, d'une conscience pure & d'une pieté sincere, & comme le prochain n'est jamais plus digne de sa commiseration & de son assistance, que lors qu'il est accablé par la rigueur des maladies corporelles, qui mettent sa constance à la plus rude espreuve, par la douleur, par l'impuissance, par l'accablement & par tout ce qu'elles ont de plus cruel & de plus insuportable; la Medecine est la partie de l'Hospitalité qui luy semble meriter d'avantage ses soins & son aplication, sur tout lors qu'elle considere que Jesus-Christ n'a rien tant recommandé à ses Apôtres, à ses Disciples & à tout le reste des fideles que la guerison des infirmes. *Curate infirmos* & que l'Evangile a fait avec tant d'avantage l'eloge de ce passant inconnu, qui au refus du Prêtre & du Levite, fit un appareil & lava avec de l'huille & du vin, les playës de ce pauvre blessé de Ierico, ce qui a fait dire à Saint Bernard qu'il suffisoit de visiter les Hôpitaux où les pauvres malades sont traittez, pour être excité à les secourir, *Quod oculus videt, cor dolet*, ce qui associe pour ainsi dire leurs biensfaiteurs à la Couronne de leur Martire; puis qu'en les voyant ils compatissent à leur misere, & qu'en les assistant, ils denient à la volupté, ce qu'ils accordent à leur sanctification.

C'est d'où vient que selon l'Esprit & les Maximes de Saint Charles Boromée, on a

étably

étably en tant de differens lieux des Confrairies, des Societez & des Conventicules charitables, composées de personnes de l'un & de l'autre sexe, qui prestent leur assistance generallement à tous les pauvres honteux, mais qui neanmoins tournent principallement leurs soins du côté des Infirmes, à qui elles administrent tout ensembles les Alimens & les Remedes, à quoy il leur a été beaucoup plus facile de survenir, depuis que nous leur avons procuré l'usage de nos Panacées Rustiques, qui guerissent presque toutes les maladies curables des pauvres gens, & qui leur ont coûté si peu, qu'elles en ont souvent guery plus de deux cens pour moins d'un Escu, comme vous le verrez par l'imprimé que je vous envoye, vous en ayant marqué le prix, aussibien que celuy de nos autres specifiques les plus exquis; afin que par la distribution que M. Remond en pourra faire en faveur du public, ils puissent être plus generallement & plus utillement pratiquez.

Quoy que ce prix vous doive paroître trés modique par rapport aux matieres exquises & aux preparations excellentes de ces Remedes, je puis vous avoüer sans honte qu'ils ne reviennent qu'aux deux tiers de ce prix; puis que je declare en même temps que le tiers qui doit être de pur profit, ne sera exigé par Mr. Remond que comme il l'est à Paris par mon Fils, c'est à dire que des particuliers qui seront gratuitement écoutez & conseillez, & qui ne prendront que la quantité de ces Remedes qui leur sera necessaire; Ayant ordre de faire une entiere remise de ce tiers aux Gens de la profession, ou autres personnes, qui prendront en gros les mêmes Remedes, pour les debiter en détail dans tous les lieux où il n'y a aucun de nos Confreres, qui ayt pû se charger d'en faire la distribution, outre qu'à l'égard de ce même tiers, je l'ay appliqué au profit de nôtre Hôpital d'Angers & du vôtre, pour en accelerer & soûtenir l'établissement.

Il ne me reste plus rien à vous dire touchant ces mêmes Remedes, sinon que par le bon usage qu'on en pourra faire conformement à mon memoire, on guerira dans vôtre Hôpital comme dans le nôtre presque toutes les maladies presumées incurables; & que pour y suppléer dans le besoin, c'est à dire lors qu'ils pourront vous manquer, j'ay chargé Monsieur Remond d'un exemplaire de chacun des livres que j'ay composez & publiez, que vous ferez s'il vous plaît placer & reserver dans les archives de vôtre Hôpital, à sçavoir l'Art de guerir les maladies reservées en 3. vol. in 12 Les nouvelles découvertes sur toutes les parties de la Medecine en 4. vol. in 12. Le Remede Anglois publié par ordre du Roy, avec les observations de Monsieur le premier Medecin de Sa Majesté in 12. Les observations qui ont été faites dans les Astres depuis l'invention des Lunettes d'aprohes, avec les utilitez qu'on en peut tirer pour la pratique de la Medecine; l'Art de guerir les Ruptures ou Décentes, in 12. Le bon usage du Thé, du Caffé & du Chacolat pour la preservation & pour la guerison des maladies, in 12. La Doctrine des Rapports de Chirurgie fondée sur les maximes d'usage & sur la disposition des nouvelles Ordonnances, in 12. & le Recueil general des secrets de la Medecine experimentalle, tant pour la reparation des difformitez, que pour la guerison des maladies du Corps Humain, en 2. vollum, 8°. qui seront accompagnez d'un troisiéme, aussi-tôt qu'il aura plû au Roy d'ordonner la publication des specifiques que je ne vous envoye qu'en substance; C'est à dire de ceux qui ont été presentez à Sa Majesté par feu Monseigneur le Duc de Saint Simon, & dont je dois reserver le secret comme un depost sacré, jusqu'à ce que j'ay reçû les ordres dont je me flatte d'être un jour honoré.

Au surplus j'ay adjouté à tous ces livres, un exemplaire imprimé du nouveau memoire que j'ay eû l'honneur d'adresser au Roy & à Nosseigneurs les Commissaires deputez par Sa Majesté pour l'execution de son Edit du mois de Mars 1693; c'est à dire de celuy qui a si heureusement assuré le rétablissement de nôtre Ordre dans le Royaume, & comme ce nouveau memoire est pour nos Chevaliers, Commandeurs & Officiers Capitulaires, contre les pretentions de nos Religieux profez & de nos Religieuses professes ; vous connoîtrez par la lecture que vous en ferez, les raisons que nous avons de maintenir toutes nos maisons en administration laïque, & celles qui doivent par concequent vous engager aux termes de vôtre fondation, de n'admettre dans vôtre Hôpital que des personnes seculieres, comme sont les Oblats & les Oblates, les Freres servans & les Sœurs d'Office.

Ce que je vous dis de l'aggregation des Oblats & des Oblates, m'oblige à vous faire observer, que c'est un moyen trés seur & trés facile pour enrichir en peu de temps vôtre Hôpital ; sans être à charge au public puis qu'il arrive toûjours que ces personnes en se devoüant au sevice des Pauvrres pour le reste de leurs jours, consacrent en même temps ce qu'elles ont de bien au profit des Hôpitaux où elles se font admettre, ce qui ne contribue pas moins que les aumônes à l'augmentation de leurs fonds & de leurs revenus.

I'ay encore ce-cy à vous dire sur le progrez des établissemens que vous pouvez faire ou procurer aux Isles & en Terre ferme ; que vous les pourrez soûtenir, par le travail des Neigres que vous acheterez au profit de vos Hôpitaux, & que nos soins respectifs pourront être un jour assez agreables au Roy, pour exciter sa bonté & sa charité en faveur de nos Pauvres ; c'est à dire pour nous accorder des possessions dans les Indes, comme Sa Majesté l'à déja fait aux Chevaliers de Malthe, en recompense des grands services qu'ils ont rendus & qu'ils rendent journellement à la Religion ; en un mot si vous soûtenez comme je l'espere vôtre vocation & vôtre zele, ensorte que vôtre constance ne soit ébranlée non plus que la mienne, ny par les traverses & les artifices du Demon, ny par l'opposition de ces hommes d'iniquité qui attaquent tout ce qu'ils croyent opposé à leurs interests, le Dieu vangeur pour la gloire duquel vous travaillerez, vous delivrera des atteintes criminelles ; il fera tomber les méchants dans les pieges qu'ils vous auront tendus, vous prospererez en ce monde comme l'Arbre planté sur le rivage ; Et vous serez couronné dans l'autre de l'éternelle felicité que je vous souhaitte, étant avec une ardeur & une tendresse que je ne puis exprimer,

MONSIEVR,

Vostre trés - humble & trés obeïssant serviteur

DE BLEGNY.

Au Château d'Angers le 8. Juillet 1697.

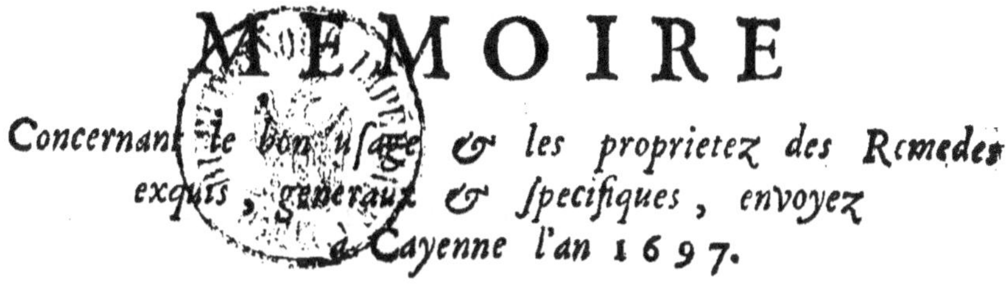

MEMOIRE

Concernant le bon usage & les proprietez des Remedes exquis, generaux & specifiques, envoyez à Cayenne l'an 1697.

LES PURGATIFS

Sont I. le Sel de Rosée, II. le Sirop Purgebille, III. le Purge doux, IV. le purge flegmes, V. la Poudre hidraguogue VI. la Paste amere, VII le Purgetout, VIII. les Panacées rustiques & charitables.

LE SEL DE ROSE'E

Est tiré de plusieurs simples qui se cüeillent au mois de May un peu aprés le lever du Soleil, étant encore humectez de Rosée. Sa doze ordinaire est une dragme, c'est à dire le poid d'un Escu d'Or ou d'un Liard de France. Comme sa preparation demande beaucoup de frais, de travail & de sujettion, on avoit été obligé de le fixer en premier lieu à 30. s. la prise ; Mais comme la suite du travail a fait trouver une plus grande facilité, on a reduit cette fixation à 20. s.

On le délaye peu à peu avec une cuillere, dans un boüillon non salé, encore bien chaud ; il n'importe qu'il soit gras ou maigre. On donne une heure aprés un autre boüillon salé à l'ordinaire. On le pourroit aussi donner dans le Sirop de Pruneaux, ou dans la boisson de Sauge, preparée & buë chaude avec du Sucre comme celle de Thé, mais de l'une ou de l'autre maniere, il faut que ce soit le matin à jeun.

La doze cy-dessus pourroit être augmentée d'une quatriéme partie pour les personnes difficilles à émouvoir, comme elle pourroit aussi être diminuée plus ou moins pour les enfans selon leur âge.

Il ne cause ny tranchées ny émotions incommodes, ce qui fait qu'on le peut donner dans tous les temps de la grossesse sans inconvenient.

Quoy que son action soit assez douce pour ne détourner d'aucunes affaires, il ne laisse pas de tirer la Bile & les autres Levains des Fiévres intermittantes, qu'il arrête souvent pour toûjours en deux ou trois prises sans le secours des fixatifs, ayant même cette proprieté, que quand on le donne aprés le Quinquina, il ne cause point le retour de ces sortes de Fiévres, ny même la Constipation du ventre comme sont les autres Purgatifs.

Il vuyde plus ou moins selon les besoins de la nature ; c'est pourquoy celuy à qui il ne fait faire que trois Selles, peut s'assurer d'être aussi bien purgé, que celuy en qui il a provoqué une evacuation beaucoup plus abondante ; en un mot c'est sans aucune exception, le plus facile, le plus doux & le plus excellent de tous les purgatifs.

Comme on sçavoit qu'il ny avoit que les Sels qui pussent purger en rafraichissant, & que neanmoins on n'avoit encore pû trouver le secret de tirer aucun Sel purgatif des Plantes, même de celles qui purgent le plus violemment, on avoit inventé le Sel policreſte qui ſe prepare avec le Souffre & le Salpeſtre ; mais outre qu'il ne purge que trés foiblement, il refroidit & affoibly la Poitrine & l'Eſtomach, à un point qui en doit faire craindre l'uſage.

LE SIROP PVRGEBILLE

Qui n'eſt fixé qu'à 10. ſ. la priſe, qui n'a rien que d'agreable pour l'Odeur, pour le Goust, & pour la Conſiſtance, & qui ne ſe prend qu'à la quantité de deux cuillerées ſeul, ou diſſous dans quelque Tizanne, ne laiſſe pas de purger toutes les ſuperfluitez & toutes les impuretez excrementeuſes & humoralles, & principallement la Bille qu'il purge doucement par bas ſans cauſer aucun vomiſſement.

On le donne le matin à jeun comme tout autre Purgatif, & on donne un boüillon deux heures aprés.

LE PVRGE DOVX

Eſt ainſi nommé, par cette raiſon qu'il agit trés doucement & qu'il peut être donné ſans aucun inconvenient aux perſonnes les plus delicattes, en qui neanmoins il purge aſſez bien toutes les impuretez des entrailles; c'eſt une poudre griſaſtre preſque inſipide qui ſe prend à la quantité d'une dragme, dans du Miel blanc, ou dans du Sirop de Confitures, ou dans du Ius de pruneaux épaiſſi, ou dans de la Moelle de Pommes cuittes, obſervant de boire à l'inſtant un demy-verre de Vin avec pareille quantité d'Eau, & de ſe faire donner un boüillon une bonne heure aprés.

On le donne à 12. ſ. la priſe.

LE PVRGEFLEGMES

Eſt encore une autre Poudre griſaſtre preſque incipide, qui ne purge que par bas; mais plus fort que la precedente, quoy qu'en auſſi petite doze. On la prend dans un verre de Vin blanc, ou de Cidre piquant, ou même de Bierre forte, aprés une infuſion de 24. heures à froid obſervant d'agiter de temps en temps le Vaiſſeau dans lequel on aura mis la Liqueur & la Poudre; et ſur tout un moment avant que d'avaler le Remede afin que le tout ſoit bien meſlé. Il faut prendre un boüillon environ deux heures aprés.

La priſe n'eſt fixée qu'à 15. ſ.

LA POVDRE HIDRAGOGVE

A du gouſt & de l'odeur, mais qui n'ont rien de deſagreables. Elle eſt principallement deſtinée à pouſſer par bas les Eaux des Hidropiques. On la donne au même prix & on la prend en même doze & de la même maniere que la precedente.

LA PASTE AMERE

Eſt un Purgatif Policreſte ou Vniverſel, qui evacuë ſeulement par bas, toutes les matieres peccantes auſſi doucement qu'abondamment. On la donne à la groſſeur d'une Aveline qu'on diviſe par petites boullettes, pour être facilement avalées dans du Pain à chanter moüillé ; obſervant de boire enſuite un demy verre de Vin avec pareille quantité d'Eau, & on donne un boüillon environ deux heures aprés. Il eſt preferable à

tous

tous autres pour les personnes fort Constipées, pour celles qui ont l'Estomach foibles; pour celles qui ont des Vers, & pour celles qui ont des Vlceres, des Dartres, de la Gratelles ou d'autres Infections à la peau. On le donne pareillement à 15. sols la prise.

LE PVRGE TOVT

Est une Pastille ou Tablette de sucre trés agreable au goût, & seulement du poid d'une demy dragme, qui evacuë par hault & par bas toutes les superfluitez & impuretez du Corps, & qui tire même des parties les plus éloignées de son action ; ce qui le rend trés efficace contre l'Apoplexie, la Letargie, la Paralisie, l'Epileptie, le Catharre, les Rheumatismes, les Gouttes, la Palpitation de Cœur, l'Asthme, la Maladie hipocondriaque, les Fiévres longues & habituelles, & generallement contre toutes les Maladies, dans lesquelles il s'agît d'une grande & universelle evacuation ; pourvû qu'avec des forces suffisantes, la poitrine se trouve assez bien disposée pour resister aux secousses du vomissement, & que le mal ne se trouve compliqué , ny avec des Hemorrhagies, ny avec aucunes autres sortes de dispositions repugnantes.

On donne ordinairement le Tartre Emetique dans les maladies qui viennent d'être nommées ; mais il y a cela de mauvais dans son usage, que souvent il ne fait que tourmenter les malades sans operer, que plus ordinairement il ne purge que par en hault, & que la moindre action de l'air le reduit en une liqueur qui n'a nulle vertu ; au lieu que le Purge Tout agît toûjours par hault & par bas, sans jamais se dissoudre, ny rien perdre de sa consistance ny de son activité.

On peut mâcher seule la Pastille Purge tout en prenant aussi-tôt aprés un boüillon mais il est mieux de la mettre en poudre pour la dissoudre dans le boüillon, ou si on l'aime mieux dans un verre de Vin ou de Cidre ; mais soit de l'une ou de l'autre maniere, il est bon de prendre de temps en temps pendant son operation, quelques cuillerées de boüillon ou d'eau tiede, & de prendre un boüillon entier, lors que l'evacuation sera considerablement diminuée.

Ce Remede comme les precedens a été reduit a 15. s. la prise.

LES PANACE'ES RVSTIQVES

Qui ont été inventées en faveur des pauvres, pour guerir promptement, facilement & à peu de frais, la plus grande part des maladies interieures & curables ; & qui ont été communiquées par l'inventeur original, qui les a fait connoître dans le public, premierement par l'entremise d'une assemblée charitable, & ensuite par les soins de l'Avocat general des pauvres, qui a obtenu à diverses reprises de la charité du Roy, & de la bonté de feu M. Pelisson ; des sommes assez considerables, pour en faire une trés ample & trés liberalle distribution, dans toutes les campagnes desolées par le malheur des temps.

Ces Panacées qui n'auroient pû se distribuer aussi utillement que charitablement par des prises separées, ont été reduittes en trois masses, plottes ou boullettes, distinguées par le blanc, par le jaune & par le noir dont elles sont colorées.

La Masse blanche est particulierement destinée à ouvrir le ventre seulement par en bas, & de la sorte à le disposer à une plus abondante evacuation ; ce qu'un lavement ne fait toûjours qu'imparfaitement, par cette raison qu'il ne peut degager que les gros boyaux.

On donne pour chaque prise depuis 20. jusqu'à 30. grains de cette masse, & on en separe cette dose avec un coûteau ou une rape pour la reduire en poudre, qui peut être donnée ou dans de la Pomme cuitte, ou dans du Miel blanc, ou dans quelque Sirop, ou dans du Vin. Observant de faire prendre un boüillon environ deux heures aprés.

Lors que les impuretez & les superfluitez ne doivent être tirées que par le ventre & fort doucement, comme on le doit observer pour les petits enfans, pour les femmes grosses & pour les personnes caduques, ou d'ailleurs delicattes; on doit se contenter de son usage, observant seulement de reiterer les prises de deux jours l'un autant de temps qu'il sera necessaire. Mais lors qu'il s'agira d'exciter plus efficacement la nature, & de provoquer une evacuation plus abondante, on aura recours à l'une ou l'autre des deux autres masses, ensorte que la jaune soit donnée aux personnes d'une complexion moyenne, & la noire aux plus fortes & aux plus robustes.

La masse jaune doit être donnée de la même maniere & en la même doze que la blanche. Elle purge assez abondamment par bas, & l'experience a fait connoître qu'elle excite même le vomissement, lors qu'un amas de bile dans sa vesicule, ou de glaires dans le fond de l'estomach, rendent cette évacuation necessaire; ce qui luy donne une proprieté singuliere contre les Indigestions, contre les Fievres quartes, contre la jaunissè, contre l'Hidropisie, contre le Scorbut, & generallement contre les Maladies dans lesquelles la nature est accablée par le faix des humeurs, occupant les voyes principalles.

Enfin à l'égard de la masse noire, son usage consiste à la mettre dans un linge double en forme de nouet ou de bouton qu'on met infuser dans un vaisseau de fayance, ou de terre vernie au moins pendant 24. heures, avec telle quantité de Vin que l'on veut, qui ne s'en charge qu'autant qu'il est necessaire, & qu'on donne ensuite à la quantité de six cuillerées, ordinairement le matin à jeun, mais quelques fois aussi à d'autres heures comme il sera dit cy-aprés. Mais en tel temps que ce puisse être, il faut donner quelques cuillerées d'eau tiede lors des premieres secousses du vomissement, & même un bouillon lors que le ventre commencera à se degager, observant de donner environ une heure aprés ce bouillon, quatre autres cuillerées du même Remede, pour les personnes qui auront besoin d'une grande evacuation; comme peuvent être celles qui sont atteintes des Maladies qui ont été nommées, en parlant des proprietez de Purge tout.

Pour les personnes qui ne boivent point de Vin, ou dans les lieux où il seroit trop cher; on peut employer le Cidre, ou encore à son deffaut la Biere, ou telle autre Liqueur fermentée que ce puisse être; & même à toute extremité, on pourroit pulveriser demy dragme de cette masse à bon poid & la prendre dans un boilulon; observant au surplus ce qui a été precedemment marqué.

On fera bien de donner le jour precedent, la doze de poudre blanche, seulement quatre heures aprés le disné; afin que les voyës soient d'autant mieux degagées, au moment que l'infusion sera prise.

On pourroit au lieu de cette Poudre, donner seulement un Clistere dans le temps qui vient d'être marqué, pourvû qu'il fût composé avec quatre ou cinq onces de la même infusion.

Il faut en donner sans cette precaution & sans differer, aux Apoplectiques & aux Letargiques, & mesme aux Paralitiques dans la premiere atteinte du mal, aux Epileptiques le lendemain d'un fort accez; & aux Febricitans dans l'intermission des fiévres continuës, & quatre, cinq ou six heures avant le frison des fiévres intermittentes.

On ne vend qu'un Escu la boëte contenant les trois masses, pesant chacune une once & demye, & pouvant faire un si grand nombre de prises, qu'à peine chacune reviendra-t'elle à six deniers.

AUTRES REMEDES POLICRESTES

C'est à dire applicables à differentes Maladies.

On dira en cet endroit qu'elle est leur consistance, & comment ils se prennent, mais leurs usages particuliers ne seront specifiez qu'en parlant des especes d'indispositions où ils peuvent convenir.

LA CONFITVRE DIGESTIVE

est une sorte de marmelade de coins trés agreables au goût, qui conforte les Fibres relâchez de l'estomach, precipite les glairs retenus dans son fond, & qui ouvre doucement le ventre en delayant les excremens endurcis. On la prend à l'issuë du diné ou d'un autre repas. Il y a des boëtes de 30. de 45. & de 60. s.

LES PASTILLES DE SANTE'

Qui ne pesent chacune qu'environ quatre grains, & qui sont rondes, plattes & dorées, sont composées de differens extraits de simples cordiaux, digestifs, & desopilatifs, pour servir en place de l'Elixir de proprieté, des pillulles qu'on nomme Antecibum, ou Angeliques ou de Francfort, & generallement des Remedes usuels qui se preparent avec l'Aloës, & qui donnent un mouvement si violent à la masse sanguinaire, qu'ils causent les Hemorroydes, les Varices, les Hemorrhagiës & quelques fois même les Apoplexies de sang. On prend ces Pastilles comme on feroit les Pillulles d'Aloës, c'est à dire à l'entrée d'un repas, soit dans une cuillerée de potage entre deux soupes, soit dans quelque marmelade, soit dans du miel de Narbonne, ou enfin de telle autre maniere que l'on veut, pour derober leur amertume au goust. Leur usage n'oblige à aucune sorte de regime extraordinaire, & on ne s'aperçoit de leur action que par les bons effets qu'elles produisent. Elles sont fixées à 18. f. la douzaine.

LES GRAINS D'OR

Sont à peu prés de même composition, de même poid, de même qualité & de même usage que les Pastilles de santé, si ce n'est qu'on les prend plus commodement ou dans des cerises confites en place des noyaux, ou dans des grains de verjus confit en la place des pepins, mais ils ont cependant quelques proprietez particulieres qui les rendent preferables dans les indispositions qui seront marquées cy-aprés Ils n'ont été fixez qu'à 15. f. la douzaine.

LES GRAINS ROVGES.

N'ont encore à peu prés que le poid de quatre grains, & se prennent aussi fort commodement dans des confitures de Cerises ou de Verjus; mais leur vertu principalle est desopiler le Foye & la Ratte, d'amortir les Levains qui causent les vapeurs, d'adoucir le sang salé ou aigry &c. on les prend le matin à jeun, en de jeunant ou du moins en prenant un boüillon incontinent aprés. On les a fixez à 24. f. la douzaine.

LES DRAGE'ES PVRIFICATIVES

N'ont point d'autre goût que les Dragées ordinaires; elles se prennent dans toutes les maladies où la masse du Sang est depravée, le matin à jeun à la quantité d'une demy dragme, buvant par dessus un coup de la boisson accoûtumée, c'est à dire ou de Tizanne, ou de Vin trempé, ou de Thé &c. Comme la chaux de pur Or entre dans leur composition, on n'a pû les fixer à moins de 20. s. la prise.

LA QVINTESSENCE SVDORIFIQVE

Qui se prend à la quantité de 15. gouttes pour chaque doze dans toutes les maladies où la transpiration est necessaire le soir en se couchant trois heures aprés avoir soupé, délayée dans un verre de Decoction de Millet bouilly jusqu'à crever, ou dans un verre de Vin qu'on aura mis auparavant en infusion pendant 24. heures avec une poignée de Cerfueil, observant de se couvrir plus qu'à l'ordinaire, & de se faire donner du linge blanc sec & chaud, lors que la sueur commencera à se refroidir; la fiolle de cette Quintessence qui contient environ cinq prises, n'a été fixée qu'à 40. s.

LES PLOTTES VVLNERAIRES

Sont composées de plusieurs simples exquis, tant des Indes & pays des Suisses que de nôtre continent qui ont eminement la proprieté de digerer les humeurs interieurement épanchez qui tendent à la corruption, & d'absorber le Levain des supurations & le pus des Abcez & des Vlceres de la Tête, de la Poitrine & du Ventre. Ces simples qui ont été dessechez par une reverberation solaire, sont assemblez & pressez dans un morceau d'estamine blanche fortolaire, en la forme & à la grosseur d'un bouton de Surtout, qu'on fait bouillir seulement pendant une demye heure dans quatre pintes d'Eau de riviere ou de fontaine, ce qui fait sans autre mistere une boisson trés salutaire, qu'on prend froide ou chaude selon l'exigence des cas, & suivant ce qui sera prescrit cy-aprés.

Ces Plottes ne sont venduës que 8. s. piece; ensorte que la boisson Vulneraire ne revient presque qu'à 2. s. la pinte.

LA TERRE SAINTE

Qui est blanchastre & formée en petits pains du poid de deux dragmes; se met en dissolution dans deux pintes d'Eau bouillante de riviere ou de fontaine, à laquelle on donne en un quart d'heure de temps, la qualité de la meilleure & de la plus generallement bienfaisante de toutes les Eaux mineralles, sans luy donner aucun mauvais goust, ny aucune couleur desagreable, observant de la passer par le papier gris, ou au moins par un linge bien fort, ou une étamine bien serrée: les personnes oppilées en peuvent boire habituellement en place d'eau commune, même dans les repas avec le Vin. si on en veut faire à la fois une plus grande quantité, on mettra un plus grand nombre de pains dans une quantité d'eau proportionnée. Chaque pain n'est fixé qu'à 6. s. ensorte que chaque pinte d'Eau mineralle ne revient qu'à trois sols la pinte quoy qu'elle soit beaucoup plus salubre, que ne sont les Eaux de Vichy de Sainte Reyne, de Forge &c. que l'on vend à Paris & ailleurs 15. s. la bouteille.

LA LIQVEVR RESOLVTIVE

Qui resoud toutes especes de Tumeurs froides, & qui fond même les Nodus & les Exostoses. c'est à dire la Tumefaction de la propre substance des Os, à l'effet de quoy on la fait bien chauffer dans un vaisseau de terre pour en étuver la partie, & la recouvrir ensuitte du linge même qui aura servi à l'étuver, puis d'une compresse chaude, & enfin de quelques bandes qui doivent être assez large & mises negligemment, pour ne pas serrer l'appareil qui doit être renouvellé de 4. en 4. heures.

Cette liqueur ne se vend que sur le pied de 5. l. l'once.

L'ORVIETAN ORIGINAL

Sur le secret duquel il est important de sçavoir que Mithridate Roy de Pont, ayant inventé un Contre-poison fameux, auquel il avoit donné son nom, & cet Anthidote ayant été dans un autre temps perfectionné par Andromachus excellent simpliciste, qui luy donna vogue sous le nom de Theriaque; le Seignor Hieronimo de Ferranti qui pratiquoit la Medecine en la Ville d'Orviette avec beaucoup de reputation; s'étant proposé d'encherir de nouveau sur cet excellent Anthidote, inventa une confection encore plus exquise, & qui fut distinguée des deux precedentes, par un nom derivé de celuy d'Orviette; c'est à dire par celuy d'Orvietan, dont le secret fut tenu fort caché par son Autheur, mais substitué néanmoins à tous ses décendans, par la communication qu'il en fit à son fils unique qui se nommoit Gregoire de Ferranti, & qui s'établit peu à peu à Venise. pour partager avec son Pere l'honneur & le profit de l'invention. Ce premier depositaire du secret, mourut néanmoins sans enfans peu aprés son établissement, mais l'ayant l'ors confié à son Espouse, elle le communiqua de rechef à Iean Baptiste d'Irabosco Venitien qu'elle épousa en secondes nopces, & de qui elle eut une fille qu'elle maria à Iean Cei de Pise, luy donnant pour dotte le même secret. Celuy-cy eut pour fils & pour unique heritier, le Seignor Hieronimo Cei, qui fit son établissement à Naples, où il exerça ce secret pendant plusieurs années; & d'où ayant été appellé en France pour le service du Roy, de trés fortes considerations l'obligerent indispensablement de le communiquer, pour être offert à Sa Majesté, avec les autres secrets mentionnez au Placet presenté par Monseigneur le Duc de Saint Simon, pour être conjointement publiez lors qu'il plairoit à Sa Majesté de l'ordonner; & afin de certifier le public de la sincerité & de la bonne foy avec laquelle il l'avoit revelé, non seulement il en donna la recepte écrite de sa propre main, mais il l'accompagna d'une attestation qu'il signa, & dans laquelle il d'écrivit sa Genealogie, avec serment que ny luy, ny les siens ne l'avoient precedemment communiqué que par Dottes ou par Testamens & seulement à gens de leur famille; ce qui prouve que tous ces pretendus Anthidotes qui sont debitez par les Operateurs de boutiques & de Theatre, sous les noms d'Orvietan, d'Attavan, d'Anthidotes de vie, d'Anthidote de France &c. ne sont que de pures falcifications, & en effet quoy qu'ils soient unanimement obligez de convenir, que la veritable recepte de l'Orvietan original, n'a jamais été ny changée, ny alterée par aucuns de ceux qui l'ont possedée: chacun d'eux ne laisse pas de soûtenir, que sa recepte est particuliere & toute differente de celles des autres, ensorte qu'étant ordinairement pour le moins trente ou quarente dans le Royaume, il s'ensuit qu'ils debitent un pareil nombre de differentes compositions pour veritable & unique Orvietan; ce qui est encore une autre preuve bien convaincante d'imposture & de supposition, puisque quand il seroit vray que l'une de leurs compositions seroit la veritable, il faudroit conclure au moins que toutes les autres sont falcifiées, comme ils le disent eux mêmes dans les differens & dans les procez qui naissent entr'eux si frequemment, que tel a été un jour chassé d'une Ville à la poursuite d'un concurrent, qui le lendemain en fait expulser un autre d'un lieu où il pretendoit s'établir.

Ils ont même trouvé le secret de rendre inutilles, toutes les precautions qu'on a pû prendre jusqu'icy contre leurs suppositions; car bien qu'on n'ait accordé des privileges à quelques uns pour le debit de leurs drogues, qu'à cette expresse condition qu'ils en feroient des experiences publiques; ils ont eû la temerité de s'établir sans se mettre en devoir d'y satisfaire, pour ne pas risquer un affront publique; & une exclusion qu'ils ne pourroient éviter; ensorte que les C. Pere & Fils établis depuis plus de 30. ans au bout du P. N. à P. n'ont jamais voulu hazarder l'épreuve ordonnée par deux Privileges qu'ils ont surpris au grand sceau; & si plusieurs autres à qui il a été ordonné de faire sur leurs Theatres de semblables épreuves, ont affecté d'y satisfaire en apparence: ils y ont employé tant d'artifice, qu'elles n'ont servy qu'à imposer d'avantage au public; car celuy de leurs Faquins qui s'offre à prendre des Poisons & à se faire piquer par des bêtes venimeuses, ajouste sous sa chemise une sorte de sangle qui se place comme un colier, qui fait ensuite une Croix de Saint André sur les omoplattes, & qui aprés avoir passé sur les côtes est attachée à la fermeture de la brayette; d'autre part il fait passer un cordon sur son dos, dont il attache les deux extremitez à ses poignets avec des nœuds coulans, enfin il fait le petit ventre pour fermer la ceinture de sa culotte avec un bouton mal cousu, ensorte qu'aprés avoir pris le faux poison, il n'a qu'à retenir son vent, alonger les bras & faire quelques contorsions, pour se faire paroître avec la face enflée & rubiconde, les mains tumefiées, & le ventre assez tendu pour faire sauter le bouton de la culotte; ce qui fait juger qu'il est veritablement empoisonné; & ce qui acheve de convaincre le peuple de l'excellence du faux Anthidotte, est qu'on le ramene deux jours aprés sur le Theatre, un peu barbouillé de Magistere de Bismuht pour le faire paroître encore pâle; & neanmoins avec son embonpoint & avec sa vigeur ordinaire, ensorte même qu'on luy fait joüer tout de nouveau son personage dans la farce.

Mais ce qui facine d'avantage les yeux des spectateurs, est que l'Operateur prepare toûjours le supposé poison avec des drogues qui ont été examinées par les plus sçavans Medecins, & par les plus habiles Apoticaires du lieu, qui les ont reconnuës & jugées pour être les plus actifs & les plus violens de tous les corrosifs; par cette raison que n'ayant osé les goûter, & ne s'étant attaché qu'à la forme exterieure, on leur a fait passer la gomme gutte pour le realgar, le mercure doux pour le sublimé corrosif, & le sel de verre pour l'arcenic.

Les plus adroits & les plus boemiens d'entre ces Operateurs, se sont même quelques fois servis d'un stratagesme, qui a surpris l'habilité des plus fameux Medecins de quelques grandes Villes du Royaume & entre autres de Mompellier: Et voicy comment. Ils font avaler à leur Faquin une bonne quantité de sang d'aigneau dissous dans de l'eau un moment avant que de le presenter pour l'experience, & comme la gomme gutte & le sel de verre, sont deux drogues vomitives, le sang qui est rejetté par le vomissement peu aprés qu'elles luy ont été données, fait croire que c'est par un effet de la corrosion du faux poison, ensorte que la fausse cure paroît d'autant plus admirable & plus surprenante, qu'on revoit incontinent aprés ce Faquin joüer son roolle sur le Theatre

Ils ont aussi quelques fois un homme aposté dans la foulle des spectateurs qui leur jette un gand ou un mouchoirs, dans lequel il y a une poudre que cet homme leur defie de faire prendre à quelqu'un de leurs gens; ce qu'ils ne manquent pas de faire, en ayant un tout preſt, à qui ils ont fait boire exprés de ce même ſang diſſous ; & comme cette poudre n'eſt composée que d'yeux d'Eſcrevices & de vitriol blanc, elle excite auſſitôt le vomiſſement de ce ſang, qui fait croire au peuple qu'elle à corrodé l'eſtomach, de même qu'il ſe perſuade que le faux Anthidote a reparé ce deſordre, lors qu'un jour ou deux aprés on luy repreſente le Faquin bien rétably.

Il leur arrive même ſouvent de corrompre par argent quelques Apoticaires ou Chirurgiens des lieux, qui ont la lâcheté d'agir à leurs fins pour mieux tromper le public ; ce qui eſt arrivé entre autres en la Ville d'Auche, où le Iuge de police decretta pour ſemblables fourberies contre l'Operateur V. & en même temps contre un Apoticaire & contre un Chirurgien qui étoient d'intelligence avec luy.

Il arrive rarement à ces impoſteurs, de faire d'autres experiences que celles qui regardent leurs faux poiſons ; ſi ce n'eſt qu'ils adjoûtent quelques fois à leur mélange, le ſuc d'un ou de deux crapeaux écraſez ; ce qui n'a rien du tout de veneneux ; mais quand ils ſe propoſent de perſuader d'avantage ſur la vertu de leurs pretendus Anthidotes contre les venins, ils preparent à cet effet des viperes, en les provoquant par irritation de lancer leur venin dans un morceau de bœuf crud, & enſuitte dans des flocons de laine ; car par ce moien ils diſſipent & ils épuiſent tellement les eſprits veneneux de ces viperes, qu'ils ne peuvent plus cauſer aucun mal à leur Faquin, ſur les bras duquel ils mettent du pignon d'Inde écraſé un moment avant l'experience ; aprés laquelle il leur eſt facile de faire paroître par la friction, des veſſies & des rougeurs aux endroits où les pignons ont été appoſez.

Voicy l'exemple d'une autre fourberie, dont il ne ſeroit pas moins important que le public fût averti Q. fameux Operateur arriva dans une Ville où il avoit été prevenu par D. qui avoit déja étably ſon Theatre. Il propoſa une experience publique à celuy-cy, pour aſſurer le peuple ſur le plus ou le moins de vertu de leurs Anthidotes. Le deffy fut accepté, & il fut convenu que l'experience ſeroit faite ſur le Theatre de D. Le jour & l'heure priſe, Q. apporta quatre verres vuides & nets, dans l'un il mit ſon Anthidote, dans le deuxiéme on mit celuy de D. & dans les deux autres on mit de l'eau claire. Enſuitte Q. preſenta deux paquets de poudre blanche qu'il diſoit être le poiſon, on trouva une parfaite egalité dans la doze & dans la forme exterieure de ces poudres. Ces dozes furent jettées dans les deux verres où l'on avoit mis de l'eau, elle parut à l'inſtant toute noire dans l'un & dans l'autre verre Q. donna le choix d'entre les deux à D. chacun jetta ſon Eau noire ſur ſon Anthidote ; celle de D. ſe trouva enſuitte d'un noir plus enfoncé, & au contraire celle de Q. parut auſſi-tôt éclaircie, & le ſuppoſé poiſon precipité au fond du verre ; ce qui fit conclure dés lors que ſon Remede étoit le veritable ; mais ce ne fut pas tout encore, car ayant jetté ſon Eau éclaircie ſur l'Eau noire & bourbeuſe qui étoit dans le verre de D. elle fut pareillement purifiée dans un moment, ce qui eut tant de ſuccez pour Q. & en apparence tant de fatalité pour D. que celuy-cy par jugement de police fut honteuſement chaſſé de la Ville, & celuy-là étably en ſa place avec tant d'applaudiſſemens & d'avantages, qu'il gagna dans cette Ville-là plus de vingt mil Eſcus en moins de trois mois.

On pourroit croire avec aſſez de probabilité qu'il y avoit intelligence & pact entre eux afin de partager le butin ; mais quoy qu'il en ſoit, il n'y avoit en cela que de la fourberie ; car on a ſçû depuis que les deux pretendus Anthidotes ne valoient pas mieux l'un que l'autre ; que le ſuppoſé poiſon n'étoit que la matiere de l'encre à écrire, c'eſt à dire la couperoſe blanche & les noix de Galles pulveriſées, & qu'enfin la principalle induſtrie conſiſtoit en ce-cy que Q. avoit inſinué de l'eſprit de vitriol dans la pomme de verre où il avoit mis ſa drogue, ce qui avoit ſelon les reigles de l'art, cauſé la Precipitation de la poudre entreuſe, dans les deux verres où elle avoit été miſe.

Les personnes de la profession qui se recrie davantage contre ces impôstures; sont celles mêmes qui les ont originairement causées; c'est à dire les Medecins & les Apoticaires des principalles Villes de l'Europe; car s'étant proposez de dresser des dispensaires de Pharmacie; ils se sont avisez de donner certaines descriptions d'Electuaires cordiaux, sous le nom d'Orvietan, comme on le voit dans les Pharmacopées generalles de Rome, de Vienne, de Venise, de Naples d'Anvers, de Bruxelles &c. & dans les Pharmacopées pariculieres de Bartholin, d'Hofman, de Meissoniere, de Charas &c. où ces descriptions qui se trouvent toutes defferentes; ont été neanmoins données chacune en particulier, pour unique & pour veritable; d'où l'on doit conclure que si des Autheurs graves & des hommes caracterisez, n'ont pas aprehendé d'imposer de la sorte au public; ce n'est pas merveille si des gens de Theatre, ont hazardé de suivre leur exemple, & l'on peut dire même que ceux-cy sont plus excusables que ceux-là, puis qu'ils ont tiré leurs Receptes de ces livres approuvez, & qu'elles y sont attestées comme originalles & veritables.

Mais une supposition qui ne devroit pas être pardonnée à ces Autheurs, & qui fait connoître le peu d'application qu'ils ont eû aux matieres qu'ils ont traitées, est d'avoir assuré que leurs pretendus Orvietans étoient excellens contre toutes les especes de poisons; puis qu'ils ont beaucoup moins d'efficacité que le veritable Orvietan, & que celuy-là même, seroit inutilement donné aux personnes qui auroient pris des poisons corrosifs tels que peuvent être les Eaux fortes, le Sublimé, l'Arcenic, le Reagal &c. à moins qu'il ne fut mélangé avec une suffisante quantité d'huille pour empêcher la corrosion de ces poisons, ou avec un emetique sulphureux assez puissant, pour exciter promptement le soulevement de l'estomach & la dejection du poison; comme il a été remarqué dans le recueil des Remedes secrets, où l'on a d'écrit aussi exactement que sincerement le bon usage de cet excellent Anthidote.

Cet usage consiste generallement à le donner au poid d'une dragme seul ou dissous dans du Vin, contre les morsures & piqueures de Bêtes enragées ou venimeuses, contre le venin des maladies contagieuses & populaires; contre le poison de toutes especes de plantes veneneuses, & contre plusieurs autres sortes d'indispositions, dont il sera parlé cy-aprés en particulier.

LES REMEDES SPECIFIQVES

Sont generallement parlant tous ceux qui ne conviennent chacun en particulier, qu'à une seule ou au plus à un petit nombre de maladies; mais dont l'effet est ordinairement si prompt & si sensible, que les proprietez singulieres & souveraines dont ils se trouvent douez, les fait prevaloir de beaucoup sur toutes les sortes d'évacuatifs qu'on nomme Remedes generaux. & qui ne doivent être considerez que comme de simples auxiliaires, dans toutes les occasions où ceux-cy sont employez.

On a trouvé des specefiques contre les fiévres putrides continuës de toutes especes, contre la Peste, le Pourpre, la Phrenesie, la Pleuresie, la Pleurepnegmonie, le Miserere mei, & generallement contre les maladies aiguës, ou malignes & contagieuses; mais l'usage en est si delicat, qu'il semble exiger toute la capacité des plus sçavans & des plus experimentez Medecins, à qui seuls par concequent la cure en doit être confiée. Il en est ainsi de ces Emplastres, de ces Onguens, de ces Baumes & de ces autres Topiques excellens, qui ont été inventez pour faciliter la guerison des Catharactes, des Cancers, des Fistulles, des Bubons impurs, des Charbons pestiferes, de l'Empiéme, du Panaris, du Polipe, de l'Aneurisme, du Bubonocelle, du Phimosis, du Paraphimosis, des Playes mortelles, des Fractures, des dislocations &c. puis quil est certain que

pour

pour la guerison de ces indispositions, aussi-bien que pour les plus grandes operations Chirurgicalles, l'experience & la dexterité des Chirurgiens, ne sont pas moins necessaires, que l'excellence de leurs Remedes.

Il y a donc un grand nombre de maux & de Remedes spécifiques, sur lesquels il est absolument nécessaire de s'en rapporter aux Maîtres de l'Art; ou du moins à certaines personnes qui ont acquis quelques talens particuliers dans la Medecine & dans la Chirurgie, comme le bon traitement des pestiferez, le rétablissement des os rompus ou demis &c. mais il n'est pas moins veritable, que les autres maladies peuvent être traittées avec succez par toutes sortes de personnes privées, sans en excepter les moins intelligentes, pourvû que ces maladies leurs soient designées par leurs propres symptosmes; que les plus seurs Remedes leurs soient indiquez, & que les reigles du bon usage qu'on en doit faire, leurs soient données avec autant d'exactitude que de sincerité; ce qu'on s'est proposé de faire par ces memoires; qui seront dans les Ant-Isles d'une utilité d'autant plus considerable, qu'on n'y voit point encore de Medecins, & qu'on n'y trouve même que de jeunes Chirurgiens, qui sont égallement destituez de capacité & de Remedes.

LES MALADIES INTERIEURES

Qui peuvent être heureusement traittées par le bon usage des Remedes envoyez à Cayenne.

Sont I. Toutes especes de Fiévres intermittentes II. La Rage & tous les autres Accidens causez par les venins & poisons. III. La Lepre. IV. La Maladie impure. V. Les Escrouelles formées VI. Le Scorbuc. VII. l'Apoplexie. VIII. l'Epilepsie. IX. La Letargie. X. la Paralisie. XI. Les Vapeurs de toutes especes. XII. l'Esquinance. XIII. la Pulmonie. XIV. l'Asthme XV. l'Indigestion & les Indispositions qui en dependent. XVI. Les Diarrées & Dissenteries. XVII. Les Coliques Bilieuses, Pituyteuses, Venteuses &c. XVIII. toutes les especes d'Hidropisies, XIX. Les Maladies de la Matrice. XX. Les Maladies des Reins, de la Vessie & des autres parties servant à la distribution des urines. XXI. La Iaunisse. XXII. Le Rheume, les Catharres, les Rumatismatismes, les Gouttes, & generallement les fluxions de Pituyte & de serositez.

LES MALADIES CHIRURGICALLES

Qui peuvent être traittées comme les precedentes par le Medecin de soy même & des siens.

Sont I. Le Tintement d'Oreille & la Sourdité. II. La plus grand part des Maladies des Yeux. III. Les Vlceres des Narines. IV. La Douleur & la Carie des dents V. Le Relachement de la Luette. VI. Le Gouêtre, les Loupes, Les Ganglions & generallement les Tumeurs froides. VII Les Nodus, les Exostoses & la Carie des Os. VIII. Les Antrax, les Furoncles, les Panarts, les Abcez & les autres Tumeurs sanguines & supurables IX. Les Herpes, les Eresipelles, les Dartres, les Pustulles, & generallement les Infections de la Peau qui sont causées par une Serosité acre & corrosive. X. Les Oedemes, les Cristalines & les autres Tumeurs aqueuses qui se forment à l'exterieur par l'espanchement de la Lymphe. XI. Les Skirres, les Varices, les Hemorrhoydes, & generallement les Tumeurs causées par l'épaississement du sang & l'opilation des Veines. XII. Les Vlceres simples & rongeans, les Pustulles de la petite Verolles, la Cangrene & les autres maux causez par un Pus corrosif. XIII. Les Verrues, les Porreaux, & generalement les Excroissances & Surnaissances. XIV. les Escoullemens, les Vlcerations & les autres Effets d'une matiere impure qui n'a pas encore infecté la masse du sang. XV. Les Ruptures & décentes vrayes & fausses de toutes especes dans les deux sexes. XVI. Les Playes simples, les Contusions & les autres Blessures de petite, ou de mediocre concequence.

REMARQUES

Sur lesquelles le Medecin de soy-même & des siens doit être prevenu.

I. Lors que les specifiques ne sont pas notablement évacuatifs, il est presque toûjours necessaire d'employer concurremment les Remedes generaux comme auxiliaires, principallement pour la cure des maladies interieures.

II. On a affecté à l'égard des autres maladies de les nommer Chirurgicalles ; par cette raison, qu'ayant pour la plus grand part des causes interieures, elles ne doivent pas être considerées comme maladies purement externes, ny traittées par de simples topiques, qui seroient presque toujours insufisans sans le secours des Remedes interieurs.

LES FIEVRES INTERMITTENTES

Sont celles qui ont des intermissions & des reprises plus ou moins vehementes, longues & frequentes, selon la quantité, la qualité & le siege du levain febrile, ce qui établit leurs propres differences, car celles qui entre deux jours d'accez ont un jour d'intermission, sont distinguées par le nom de fiévres tierces ; celles qui ont en deux jours consecutifs deux accez differens, qui se rapportent respectivement dans leurs retours, est appellée double tierce ; celle qui a deux jours entiers d'intermission est nommée quarte, & on reconnois de la sorte toutes les autres par le temps de leurs accez.

Tout le monde sçait que dans toutes les fiévres intermittentes les accez commencent par un frison, qui est ordinairement assez cruel pour causer un tremblement violent ; mais qui dure beaucoup moins que le chaud dont il est suivy ; cette uniformité d'accez a fait comprendre aux habiles gens, qu'elles pouvoient être generallement gueries par les mêmes Remedes & par une semblable methode, & comme l'experience a justifié cette conjecture, & qu'il s'agit par ce memoire de faciliter autant qu'il est possible la pratique de l'Art de guerir ; on ne donnera qu'une seule ordonnance pour la cure generalle de toutes ces sortes de fiévres.

Or comme elles ont des levains cantonnez ou dans la Ratte, ou dans la vessicule du Fiel, ou dans d'autres Parties écartées des premieres voyës ; non seulement on en doit commencer la cure par des evacuatifs, mais on doit regler le choix qu'on en doit faire sur cette importante consideration, qu'ils doivent être de nature à se distribuer par toute l'habitude à la façon des alimens, sans causer aucune depravation dans la masse du sang, comme font le Sel de rosée & la pâte blanche charitable, ou qu'ils doivent être d'une assez grande activité pour causer en même temps la dejection de ces levains par l'émotion du ventre & par les secousses du vomissement, ce qu'on trouvera toûjours dans la vertu du purge tout, qui convient aux personnes élevées dans quelque sorte de delicatesse, & de la panacée noire & rustique destinée à l'usage des plus pauvres & des plus robustes.

Lors donc qu'il s'agira de traitter quelque personnes de consideration qui soit vigoureuse & replette, ou fort opilée, on luy donnera le premier jour une doze de sel de Rosée, & le troisiéme une prise de Purge tout, ce qu'on pourra encore reiterer le cinquiéme, ou le sixiéme, si l'on voit une diminution assez notable de la fiévre pour croire qu'elle sera terminée par la seule evacuation; mais si cette personne a la poitrine foible; si elle est sujette aux hemorrhagies, ou si elle est d'ailleurs delicatte, on s'en tiendra au seul usage du sel de rosée, dont on donnera trois ou quatre dozes de deux jours l'un, ce qui arrête aussi fort souvent la fiévre sans le secours du specifique.

Le specifique est une poudre rougeastre qui se donne à la quantité d'une dragme dans du Vin, ou en forme d'opiatte dans du miel cuit, ou sans autre mistere dans de la moelle de pommes cuittes. Quoy qu'elle amortisse le levain febrile aussi efficacement que le Quinquina, elle n'a ny son amertume insuportable, ny cette qualité échauffante qui altere si dangereusement la poitrine, & qui cause si frequemment l'Hidropisie. Elle a même cela de preferable que l'usage n'en doit pas être continué si long-temps, que celuy de cette écorce Indienne; & que les fiévres qu'elle a terminées sont beaucoup moins sujettes au retour.

On la donne environ deux heures avant & deux heures aprés l'accez, & même le matin & le soir dans les jours d'intermission, & encore de la même maniere cinq ou six jours aprés que la fiévre est arrêtée, observant de boire incontinent aprés un verre de Vin blanc ou rouge, dans lequel on aura mis un peu de jus ou décorce d'oranges en poudre; & même d'entretenir si besoin est la liberté du ventre par l'usage des pastilles de santé.

LES VENINS ET POISONS

Causent des simptosmes differens, qui meritent aussi chacun des égards particuliers. Les morsures des bêtes enragées causent d'abord l'Hidrophobie ou crainte d'eau qui est l'avant-coureur de la rage. Les piqueures de serpens sont incontinent suivies d'une douleur poignante, qui attire des vessies sanieuses & sanguinolentes à l'entour de la piqueure, & presqu'en même temps ou plutôt, la paleur & l'aridité de la peau, les sueurs froides, l'enflure universelle du corps, l'inflammation des visceres & de la bouche même, une soif intollerable, des tranchées, des vomissemens & la convulsion de l'estomach.

Pour remedier à tous ces facheux accidens, & pour prevenir la mort qui en est la suitte ordinaire, il faut donner frequemment l'Orvietan, jusqu'à la quantité de deux dragmes pour les adultes, & à proportion pour les enfans, ou seul ou dissous dans un peu de vin; observant s'il est possible de faire marcher le malade dans le fort de l'action du Remede, ou du moins d'empêcher qu'il ne s'asoupisse, afin de faciliter la transpiration du venin, qu'il faut d'ailleurs tirer en dehors autant qu'il est possible, en appliquant sur l'endroit de la morsure ou de la piqueure, une bonne quantité du même Anthidote dissous en Eau de Vie, aprés avoir fait à la partie des scarifications assez profondes.

A l'égard des poisons on connoîtra que le malade en aura pris de corrosifs, tels que sont le Sublimé, l'Arcenic, le Realgar &c, si aussi-tôt aprés il ressent un feu &

une acreté insuportables à la langue & au gozier, une soif extinsible, de frequentes deffaillances, des contorsions de membres, en un mot des ardeurs & des douleurs si violentes dans les entrailles, qu'il semble qu'on y a des charbons ardens; ce qui est bien-tôt suivy de la difficulté de respirer, de la retention d'urine, de l'hemorrhagie par la bouche, par le nez, par la verge & par le siege, & enfin de la mort qui est trés prompte, & qu'on ne sauroit par concequent prevenir avec trop de vigilance; c'est pourquoy aussi-tôt qu'on aura reconnu les premieres atteintes de ces poisons, il faudra donner au malade la plus grande quantité d'huille d'olives qu'il se pourra à chaque fois, aprés y avoir dissous deux dragmes d'Orvietan, & une doze de purge tout; reiterant ce Remede au plus de dix en dix minuttes, & observant qu'au deffaut de cet huille on en pourroit prendre de quelqu'autre sorte, comme de noix, d'amandes, de noizette, de lin &c. ou même dans le besoin du beure fondu ou quelqu'autre graisse que ce soit, non seulement afin de provoquer la dejection du poison, mais encore pour émousser ses pointes & empêcher la plus grande violence de son action.

Il est certains poisons mineraux qui étant à peu prés de même qualité que ceux-là, causent presque les mêmes accidens, mais qui pour être moins actifs ont leurs simptosmes moins violens, comme sont le verd de gris, l'écaille d'airain, la chaux &c enfin il en est encore de ce même genre, qui blessent beaucoup l'estomach sans le corroder & sans y faire d'escarres, comme sont les litarges, la cerule, le plastre &c. mais bien que ces poisons soient plus lents dans leur action que les corrosifs; ils ne laissent pas de causer la mort en peu d'heures si on n'y remedie promptement par le moyen qui vient d'être prescrit.

A l'égard des poisons vegetables comme sont le Ranunculus, le Solanum somnifere, le Napellus, la Iusquiame, l'Ephmrum, la Mandragore, le Pavot noir, la Cigue, l'Aconit, certaines especes de Champignons qui sont en partie verds ou qui changent de couleur étant rompus &c. Comme ces poisons peuvent faire quelques impression facheuses sur l'estomach, il est important d'adjouter une prise de Purge tout dans la premiere doze d'Orvietan, afin que par les secousses du vomissement ils soient rejettez; mais aussi comme ils sont, en partie digerez comme les alimens, il y a toûjours quelques unes de leurs particulles qui s'insinuent dans la masse du sang, ce qui fait que dans ces occasions, il est mieux de dissoudre l'Anthidote dans du Vin que dans de l'huille.

A l'égard des Cantharides on peut dire qu'elles tiennent tout ensemble de la nature des venins & de celle des poisons, puis qu'estant seulement appliquées au dehors, elles ne laissent pas de produire de mauvais eff ts au dedans, & qu'étant prises par la bouche, elles agissent sur l'estomach, sur les boyaux & sur la vessie à la maniere des corrosifs, d'où vient qu'elles causent, des inflammations, des exulcerations & des hemorragies interieures, qui sont bien-tôt suivie de la strangurie & de l'emission du sang, ensorte qu'étant necessaire dans cette conjoncture de faire transpirer le venin & en mesme temps de mortifier le poison de ces insectes, on ne sauroit mieux faire que de donner l'Orvietan dissous dans quelque huille tirée sans feu par expression, telles que sont celles de beën, de pignons doux, de noizettes, d'amandes douces, de pavots blancs &c.

LA LEPRE

Est une maladie universelle & communicable, en laquelle la masse du sang est depravée au point que sa partie acide & saline devient predominante comme dans le Vin qui degenere en vinaigre, d'où vient que la nature qui s'efforce sans cesse de le depurer, depose

depose interieurement & exterieurement une serosité impure & corrosive, qui cause la pesanteur de tout le corps, la difficulté de respirer, la raucité de la voix, la libidinosité, la constipation du ventre, les inquietudes nocturnes, la puanteur de l'haleine & des sueurs, l'insensibilité, la difformité des yeux, du nez & des oreilles, enfin les aspretez & les inegalitez de la peau, qui tiennent tout ensembles des pustulles, desherpez & des dartres; & qui causent une demangeaison trés importune.

Bien que cette maladie soit aussi opiniatre qu'elle est horrible, on la guerira neanmoins infailliblement & en assez peu de temps, pourvû qu'on donne de huit en huit jours une prise d'extrait gregeois, qui se prend au poid d'un scrupule simplement sur la pointe d'un couteau, ou mêlé avec quelque confiture, buvant par dessus un verre d'eau & de vin, & prenant un bouillon aprés la premiere ou deuxiéme selle.

Outre ce Remede il faudra chacun des jours d'intervalle, prendre une doze des dragées purificatives & user habituellement de nôtre boisson vulneraire pendant toute la cure qui, pourra être parfaite en six ou en huit semaines au plus-tart.

LA MALADIE IMPVRE VNIVERSELLE

Qu'il faut distinguer des maladies impures particulieres, consiste encore dans la depravation de la masse du sang, causée par un levain virulent qui s'est insinué dans les vaisseaux sanguinaires. lors d'un attouchement suspect, ou peu de temps aprés. Il y a cet inconvenient dans cette maladie, qu'elle existe quelques fois trés long-temps sans se faire connoître par aucuns symptosmes apparens; & qu'elle ne se declare même bien souvent que par des signes fort équivoques; c'est a dire ou par un trop petit nombre d'accidens, pour juger affirmativement d'une maladie qui en peut causer beaucoup davantage, ou par ceux d'entre ces accidens, qu'on pourroit croire simplement dependans des causes les plus communes: mais au reste quand peu de jours ou longtemps aprés un attouchement suspect, un homme se trouvera atteint de quelques ulceres dans la bouche, au siege ou ailleurs, avec des pustulles rondes, plattes, farineuses & d'un rouge orangé au front ou en d'autres parties; ou bien lors qu'aprés quelques inquietudes dans les esprits & dans les humeurs: il ressentira des douleurs en differens endroits & principallement au milieu des bras, des cuisses & des jambes, ou encore lors qu'aprés quelques sortes d'irritations sur la propre membrâne des Os, il verra leur substance élevée ou cariée: ou enfin lors que par tous ou par une considerable partie de ces accidens ou de quelques autres plus équivoques, comme la chûte des cheveux, la generation des verruës & porreaux &c. on peut conclure avec assez de certitude, que la masse du sang est infectée par la presence d'une impureté virulente, qui ne peut être separée & expulsée que par une purification universelle.

Cette purification peut estre faite par la friction de Mercure qui provoque la saliviation; mais comme ce Remede violent & scandaleux, ne convient ny aux personnes delicattes, ny à celles qui doivent craindre d'exposer leur reputation: les Chimistes ont introduit l'usage de quelques panacées, & de quelques precipitez ou calcinations de Mercure, dont les malades pouvoient user clandestinement; mais comme l'experience a fait connoître que cet usage étoit encore plus pernicieux que la friction, les plus habiles ont eû recours à l'Or, qui a toutes les proprietez du Mercure sans en avoir la malignité, d'où vient que les dragées purificatives sont le veritable specifique à cette maladie, & qu'il doit avoir pour auxiliaires, la paste amere, la quintessence sudorifique & la boisson vulneraire.

Le premier jour de la cure, on prendra une doze de pâte amere, le deuxiéme ou prendra au matin les dragées purificatives, & le soir la quintessence sudorifique, le tout suivant les reigles cy devant prescrittes.

Les cinq jours suivans on fera la même chose ; & le lendemain qui sera le huitiéme jour on reviendra à la purgation.

Dans les quatre semaines suivantes on fera precisement ce qui vient d'être dit pour la premiere, observant pendant les cinq qui est le temps ordinaire de la cure, d'user de la boisson vulneraire comme on fait de toute autre decoction ou tizannes.

Il est à noter que ceux qui ont de l'aversion pour les Remedes qui se donnent en Bolus, pourront sans inconvenient preferer le purgeflegmes à la pâte amere ; & que lors que les accidens sont graves & opiniastres, on pout continuer les mêmes Remedes une ou deux semaines de plus.

Il faut encore observer que pendant l'usage de ces Remedes generaux & interieurs ; on doit aussi pourvoir à certains accidens par les Remedes topiques & exterieurs, par exemple aux Nodus & aux Exostoses par l'application de l'emplâtre vert du S. Esprit & de la liqueur resolutive, aux pustulles par l'usage de la pomade hongroise, aux ulceres simples de la bouche par le laict de Baume blanc, aux ulceres chancreux des autres parties, avec l'Onguent de Mexique &c.

L'emplâtre du S. Esprit se vend 30. f. l'once, & la pomade hongroise 15. f. la boette.

LES ESCROVELLES FORMÉES

Sont encore de ces sortes d'indispositions qui consistent dans la depravation universelle du sang ; & qui sont communicables par la seule frequentation. Elles ont mesme cela de commun avec la maladie impure ; que si dans celle-cy la nature depose souvent l'impureté dans les aines pour en former un abcez critique ; il luy arrive encore plus ordinairement de deposer le levain de celle-là sur d'autres glandes, pour parvenir à une entiere depuration ; mais comme ce depost se fait toûjours en partie dans la substance glanduleuse du mesentere ; & que de la sorte le chyle qui traverse cette partie ; reporte ce levain dans le sang à mesure qu'il en est separé ; il arrive toûjours que sa depravation se perpetuë, jusqu'à ce que ce levain ait été suffisamment expulsé ou amorty par l'usage des purificatifs ; c'est à dire des Remedes interieurs qui viennent d'être prescrits pour la maladie impure, & dont il faut faire le même usage dans les Escrouelles.

Mais comme cette maladie ne se manifeste que par de facheux accidens, tels que sont le gonflement des glandes de differentes parties du corps, l'ulceration de ces parties, les nodus, les exostoses, & souvent meme la carie des os ; & que le traittement particulier de ces differens maux demande beaucoup d'industrie ; il sera confié à Mr. Remond à Cayenne au sieur de Launay à Paris, & aux plus habilles Chirurgiens dans les autres lieux ; afin qu'en agissant concurremment & efficacement à détruire la cause & à corriger les accidens, la cure en soit plus prompte & plus assurée.

LE SCORBVT

Est encore une troisiéme maladie communicable par frequentation, en laquelle toute la masse du sang est depravée, & en laquelle par consequent, elle doit être depurée par les moyens prescrits pour les deux maladies precedentes ; on doit aussi en même temps remedier en particulier aux ulceres rongeans & puants que sa matiere cause aux gencives, par l'usage continuel du laict de Baume, les touchant quelques fois mais rarement avec l'esprit de vitriol affoibly ; mais à l'égard de la difficulté de respirer, de la colique, des taches comme pourpreuses qui se remarquent aux jambes de ceux qui en sont atteint & de ses autres symptosmes ordinaires, ils ne meritent aucuns égards particuliers, puis qu'on les voit deminuer dans le progrez de la cure & cesser entierement au temps de la parfaite deputation du sang.

L'APOPLEXIE

Est un depôt subit & suffoquant, ou du sang dans les ventricules du cerveau, ou de la pituyte glaireuse dans l'œsophage & dans la trachée artere. Comme un Apoplectique ne peut pas être Medecin de soy même; il sembleroit d'une premiere veuë que les Remedes antiapoplectiques ne devroient pas être du nombre de ceux qu'on doit proposer pour un usage familier; mais si l'on considere qu'un Superieur de Communauté ou un chef de famille qui a ces Remedes en main, peut en assister les siens dans le besoin, qu'il peut en user luy même pour la precaution lors qu'il se voit menacé d'apoplexie, & qu'il peut d'ailleur enseigner à une personne de confiance, comment ils devroient luy être donnez, s'il avoit le malheur de tomber dans ce funeste accident; on conclura qu'il est d'autant plus important que ces Remedes soient mis au nombre des provisions domestiques, que souvent le mal est si pressant, qu'un Medecin appellé en toutes diligences, ne laisse pas ordinairement d'arriver trop-tard.

Or comme il est necessaire dans les apoplexies ordinaires, de pourvoir en même temps à la dissolution & à l'évacuation des phlegmes qui occupent la gorge pour prevenir la mort qui est à lors fort à craindre, ou la paralisie d'un côté qui n'arrive que trop souvent, il faut d'abord donner vingt ou vingt cinq gouttes de l'esprit apoplectique dans une cuillerée du meilleur Vin, pendant qu'on tiendra à l'entrée des narines un peu de cotton ou un morceau de linge qui en sera imbibé, & dix ou douze minuttes aprés, on donnera uñe doze de purge tout dans trois cuillerées de Vin, & même si besoin est deux autres dozes en lavement simplement dissoutes dans de l'urine.

On ne dit rien de l'apoplexie du sang, car elle a plutôt suffoqué le malade qu'on n'a pensé à luy preparer le Remede. l'Esprit Apoplectique se vend 30. s. la dragme

L'EPILEPSIE

Est une sorte de convlsion universelle qui a des intermissions & des accez, pendant lesquels le malade escume de la bouche. Dans cette maladie on doit moins se mettre en peine de l'accident que de la cause; l'accez ayant accoûtumé de cesser sans le secours des Remedes; cependant si on veut le terminer avec plus de promptitude, on fera bien de mettre comme dans celuy de l'apoplexie un peu de cotton, ou un linge imbibé d'Esprit Apoplectique à l'entrée des narines; mais lors qu'on se proposera de guerir le mal radicallement, on donnera d'abord deux prises de purge flegmes en trois jours, & ensuitte une prise de purge tout, aprés quoy on prendra tous les matins à jeun pendant huit jours, gros comme un aveline de l'Opiatte antiépileptique sur la pointe d'un coûteau comme on feroit de l'Orvietan, buvant par dessus un verre de Vin, plus ou moins affoibly avec de l'eau suivant l'habitude, puis on reviendra à un purge flegmes, ensuitte pendant huit jours du même Opiatte & enfin alternativement un pareil purgatif & une huitaine de l'Opiatte, jusqu'à la fin du mois qu'on prendra encore un purge tout.

L'Opiate antiepileptique se vend 40. s. l'once.

LA LETARGIE

Eſt un aſſoupiſſemant profond, qui reſſemble d'autant plus à la mort, que ny le bruit ny le mouvement ne le peuvent diſſiper; on y remediera promptement & efficacement en mettant aux narines de l'Eſprit apoplectique comme on a dit cy devant, & en donnant dans le même temps une priſe de purge tout dans trois cuillerées de Vin, comme dans l'apoplexie.

LA PARALISIE

Eſt une reſolution du mouvement & du ſentiment par l'abſence des eſprits animaux, dont l'influence eſt empêchée par l'obſtruction des nerfs. Pour la guerir on prendra alternativement de huit en huit jours une priſe de purge flegmes & une de purge tout; & dans tous les jours d'intervalles, on prendra le matin deux heures avant que de ſortir du lit la quinteſſence ſudorifique, obſervant de frotter la partie malade le ſoir en ſe couchant avec l'huille nervalle; qu'on donne à dix ſ. l'once.

LES VAPEVRS

Qui comme les fiévres intermittentes ont des levains differens, peuvent neanmoins être auſſi heureuſement que generallement traittées par une methode uniforme, qui conſiſte à prendre de huit en huit jours une priſe de ſel purgatif, une paſtille de ſanté dans chacun des jours d'intervalle, & quelques gouttes de Quinteſſence dorée au moment des accez, ſoit dans du Vin, ſoit dans du bouillon.

Les perſonnes qui pour être fort eſchauffées, ou pour avoir le gouſt fort delicat, ne pourroient pas s'accommoder de cette Quinteſſence, pourront luy ſubſtituer l'eau hyſterique à la quantité d'une ou deux cuillerées pour priſe.

La Quinteſſence dorée ſe vend 40. ſ. la dragme, & l'eau hyſterique 30. ſols la bouteille.

L'ESQVINANCIE

Eſt une inflammation ſubite des amigdalles & des autres parties de la gorge, avec fiévre & difficulté de reſpirer & d'avaler, à laquelle on remedie ordinairement par la ſaignée faite à l'inſtant & reiterée autant qu'il eſt neceſſaire, mais comme il eſt bon d'épargner le ſang autant qu'il eſt poſſible, il eſt important d'avancer la cure par le frequent uſage d'un gargariſme, qu'on prepare ſur le champ en diſſolvant douze grains de ſel hermophrodite dans une demy cuillerée de vinaigre, & en mêlant enſuitte cette diſſolution avec huit onces d'eau commune; ce qui fera une ſorte de laict dont il faudra gargariſer à froid, & qu'il faudra faire tiedir pour y tremper un linge en double qu'on appliquera ſur la gorge.

LA PVLMONIE OV PHTISIE

Eſt une ſupuration de ſang & de pituite qui ſe fait dans la ſubſtance des poulmons, quelquesfois avec & le plus ſouvent ſans ulceration, mais toûjours avec fiévre lente, difficulté de reſpirer, toux frequente, ſuivie de crachement ou expectoration de matiere purulente, qui ſe trouve mêlée avec du ſang, lors que l'ulcere eſt déja formé

On

On guerit presque infailliblement cette indisposition en prenant de 8. en 8. jours le Sel de rosée & en usant d'ailleurs tous les jours de trois specifiques inventez à cette fin, à sçavoir les simples pectoraux, la conserve pectoralle solide & la conserve pectoralle liquide. Le premier est divisé par dozes dans des paquets marquez A. Ce sont des fueilles deseschées comme celles du Thé, & avec chaque paquet desquelles, on prepare une fort grande tassée de boisson, en les faisant bouillir pendant six minuttes avec dix onces d'eau de riviere ou de fontaine, dans une caffetiere qu'on éloigne ensuitte du feu pour laisser affaisser l'herbe, aprés quoy ayant mis la liqueur dans une tasse ou dans une escuelle avec une doze de conserve pectoralle solide qui est dans les paquets marquez B, on prend cette liqueur la plus chaude que l'on peut. Les jours de purgation, on en boit une prise en place de bouillon aprés la deuxiéme selle, une autre quatre heure aprés le disné, & une troisiéme le soir en se couchant.

A l'égard des six jours d'intervalle d'une purgation à l'autre, il en faut prendre quatre fois chaque jour; la premiere le matin en s'habillant aprés avoir pris gros comme une noizette de la conserve liquide; la deuxiéme une heure avant le disné,; la troisiéme quatre heures aprés, & la quatriéme le soir à l'heure du sommeil; ce qui sera ainsi continué jusqu'à l'entier rétablissement de la poitrine.

Le paquet de simples pectoraux, se vend 2. s. La doze de conserve pectoralle solide autant, & l'once de conserve pulmonaire liquide 40. s.

L'ASTHME

Est une difficulté de respirer sans ou presque sans fiévre, avec expectorations glaireuses & phlegmatiques, ayant ordinairement des intermissions dans l'Esté & des accez dans l'Hiver d'une trés longue durée, & dans lesquels le sang est trés rarefié par la presence d'un levain qui s'engendre dans la Ratte.

La boisson pectoralle ordonnée pour la pulmonie, convient aussi parfaittement á l'Asthme, dans laquelle il faut avancer la digestion & l'expectoration des matieres catharreuses dont les poulmons sont occupez; mais dans cette maladie on doit preferer la paste amere au sel purgatif, & même donner de quinze en quinze jours le purge tout, c'est à dire alternativement chaque semaine une prise de ce Remede & une prise de cette paste.

Il faut deplus dans les jours d'intervalle d'une purgation à l'autre, prendre le matin avant la premiere tassée de boisson, gros comme deux noizettes de l'Opiatte antiasthmatique, en place de la conserve liquide.

L'once de cette Opiatte se vend 20. s.

L'INDIGESTION

Est quelques fois dependante de la propre indisposition de l'Estomach, c'est à dire du relâchement de ses fibres & de l'affoiblissement de ses levains digestifs par la presence d'une matiere glairieuse amassée dans son fond. Mais elle depend aussi quelques fois de l'opilation des veines & de l'obstruction des voyës principalles.

On reconnoit que l'indigestion depend de la propre indisposition de l'Estomach, lors que le ventre est trop lâche, c'est à dire lors que le malade est atteint de diarrhées ou de lienterie; & on juge au contraire que les opilations & les obstructions y ont plus de part, lors que la Ratte se fait ressentir & que le ventre est paresseux : au premier cas, il faut prendre chaque matin à jeun pendant deux, trois ou au plus quatre jours, trois cuillerées de liqueur dissenterique avec pareille quantité de bon Vin; au second il faut user des pastilles de santé jusqu'à un parfait retablissement, observant pendant la premiere semaine d'en prendre deux par jour; dans la deuxiéme une & demie; dans la troisiéme une seulement, & enfin delà en avant une de deux jours l'un.

La prise de liqueur dissenterique se vend 15. s.

LA DISSENTERIE

Est encore un relâchement de ventre qui comme la diarrhée & la lienterie, oblige le malade d'aller frequemment au bassin; mais on y remarque cecy de particulier, que les matieres paroissent purulentes & sanguinolentes, ce qui denote l'excoriation & l'ulceration des boyaux.

On guerit pareillement cette indisposition avec la liqueur dissenterique, prise comme il vient d'être prescrit, mais on avance & on assure beaucoup la cure, lors qu'on donne en lavement le laict de baume qui se vend sur le pied de 40. s. la pinte.

LES COLIQUES

Qu'on nomme venteuses, bilieuses & pituyteuses sont toûjours causées par des matieres qui doivent être évacuées, soit que de certaines opilations les retiennent dans leurs propres reservoirs, soient qu'elles bouchent ou qu'elles irritent les voyes principalles; c'est pourquoy on doit en premier lieu purger une ou deux fois, sçavoir les personnes fort replettes avec la pâte amere ou le purge flegmes, & les personnes delicattes avec le purge doux, ou le Sel de rosée, aprés quoy on donnera une, deux ou trois fois de quatre en quatre heures six ou huit gouttes de l'elixir anodin dans quatre cuillerées de bon vin de France ou d'Espagne.

Cet Elixir se vend 40. s. la dragme.

L'HIDROPISIE

Est une maladie qui provient des obstructions du foye & de la ratte, & qui consiste dans l'épanchement & dans l'amas de la partie sereuse & lymphatique du sang, soit dans la poitrine, soit dans le ventre, soit dans la matrice ou ailleurs.

Lors que l'humeur épanché a conservé sa naturelle consistance, on nomme cette indisposition hidropisie acite, comme qui diroit amas d'Eau. Lors qu'une partie de cet humeur s'est ressoud en ventositez, on la nomme tympanite, parce que la peau du ventre comme celle d'un tambour repousse le doigt avec lequel on l'a voulu enfoncer. Enfin lors qu'il s'est épaissi au point d'être glaireux & de se glisser dans presque toutes les parties du corps, on l'appelle l'encophlegmatie, pour dessigner cet épaississement.

L'humeur estant plus fluide dans la premiere espece que dans les deux autres; elle cede plus aisement à l'action de l'évacuatif, mais le plus ou moins de difficulté, n'empêche pas qu'elles ne puissent estre gueries toutes trois par les mêmes Remedes.

On doit le premier jour de la cure purger avec la pâte amere, ou le purge flegmes au choix du malade; les trois jours suivans, il faut prendre chaque matin trois grains rouges dans trois serises confites ou autrement, prenant incontinant aprés telle nourriture que l'on veut par forme de dejeuné; le quatriéme jour il faut prendre une doze de la poudre hidragogue, puis revenir à trois jours de grains, ensuitte de quoy, il sera bon de prendre une doze de purge tout.

Quelques fois aprés cette premiere huittaine le ventre se trouve entierement degagé, sur tout dans les malades qui joignent à ces Remedes l'usage de la boisson usuelle &

journaliere qu'on prepare avec les plottes vulneraires; mais il arrive plus ordinairement qu'aprés ce temps il est encore besoin de desopiler & d'evacuer, ce qu'on fait en continuant la même boisson, les grains rouges & la poudre hidragogue, prise comme il a été dit de cinq en cinq jours, c'est à dire en laissant toûjours entre deux prises, les trois jours destinez à l'usage de ces grains.

LA SVPRESSION D'VRINE

Est causée, ou par des matieres qui bouchent les conduits qui servent à sa distribution, ou par l'ulceration de ces mêmes conduits, ou par l'inflammation de la vessie, ou par une carnosité formée dans l'Vrette.

Les matieres qui peuvent obstruer les conduits, sont ou le pus de quelques abcez, ou des glaires, ou des pierres, ou du gravier; qui cause à peu prés les mêmes accidens à sçavoir les nausées, le vomissement & cette violente douleur des Reins qu'on nomme colique nephretique & qui s'étend ordinairement jusqu'aux Vreteres, c'est à dire aux vaisseaux qui conduisent l'urine à la vessie; auquel cas il faut prendre de six en six heures une doze de tablettes antinephretiques dans un verre de vin blanc, ou pour le mieux de quelque eau diuretique comme sont celles de parietaire, d'eringium, d'asperges, de fenouil d'alxequenge &c.

quand la supression d'urine est causée par l'ulceration des conduits, le malade rend de temps en temps du pus avec quelque petite quantité d'urine teinte de sang; ce qui exige l'usage de la boisson vulneraire, & celuy des grains balsamiques ou de baume blanc, qu'on prend le matin & le soir au nombre de dix, depuis le commencement jusqu'à la fin de la cure, observant de degager de temps en temps le ventre & les conduits urinaires, par quelques prises de Sel de rosée.

Quand ce même mal ne depend que de l'inflammation de la vessie, il ny a ny vomissemens ny douleurs nephretiques ny dejections purulentes; & le malade ne s'en apperçoit que par de continuelles & inutilles envies d'uriner, par l'ardeur que causent les gouttes d'urines en passant, & par le rouge dont elle est colorée; alors l'usage de l'eau mineralle preparée avec la terre sainte, se trouve seul suffisant pour terminer le mal en trés peu de temps, pourvû qu'on en boivent trés frequemment.

Enfin quand il est dependent d'une carnosité dans l'urette, on la peut consommer en mettant au bout d'une bougie gros comme un grain de froment de l'onguent consomptif, pour l'introduire ensuitte sur la carnosité, & ly laisser chaque jour pendant deux heures jusqu'à son entiere consommation.

L'INCONTINENCE D'VRINE

Est guerie par l'usage des grains balsamiques ou de baume blanc, pris en la quantité & de la maniere prescritte pour les ulcerations des Reins & de la vessie.

LES DOVLEVRS

Soit de rhumatismes, soit de catharres, soit de gouttes, sont appaisées premierement en épuissant la source & en détournant le cours de la pituyte & des serositez, par l'usage du purge flegmes reiteré deux fois & par celuy du purge tout pris une fois seulement, secondement en faisant transpirer & en amortissant l'humeur épanché sur les parties douloureuses, en partie par l'usage suffisamment continué de l'Essence sudorifique, & en partie par l'application du baume anodin qui ne se vend que 8. s. l'once.

LA SUPPRESSION DES REIGLES

Dans les filles & dans les femmes, cause un grand nombre de differentes incommoditez habituelles, comme pâles couleurs, langueurs, oppressions, maux de teste & d'Estomach, pertes blanches, maux de Reins, de cuisses & de jambes, vapeurs, degousts, indigestions &c. ausquels on remediera en desopilant les veines obstruées, par l'usage de la Poudre histerique, qui se prend chaque matin à la quantité d'une demy dragme soit dans du Vin, soit dans du sirop de confitures, soit dans du miel de narbonne, pendant huit jours consecutifs, à commencer trois ou quatre jours avant le temps que la malade devroit avoir quelque apparence de ses reigles, ou du moins dans le premier quartier de la lune, ce qui doit être reiteré le mois suivant, observant dans l'intervalles de prendre tous les jours en dînant, une pastille de santé.

LES PERTES BLANCHES

Viennent d'une supuration qui se fait dans la matrice, par des causes qui n'ont aucune malignité, comme la simple inflammation, ou l'ulcere de cette partie, la suppression des reigles, & la retention des vuydanges dans les couches.

Lors qu'elles ne viennent que d'inflammation, il suffit d'user de l'eau mineralle de terre sainte, & de seringuer quatre ou cinq fois par jour, avec l'eau blanche ou injection lactée qui se fait en cette sorte ; on prend un paquet de sel mineral on le met dans une escuelle de terre & on le dissous avec 8. onces d'eau de riviere ou de fontaine, en même temps on dissous à part dans une autre escuelle avec pareille quantité d'eau un paquet de sel hermophrodite, puis ayant mêlé ces deux dissolutions, elle font une eau qui ressemble beaucoup à du laict, du moins lors qu'elle est agitée comme elle le doit être au moment qu'on s'en veut servir.

Quand l'évacuation purulente depend d'un ulcere à la partie, il faut preferer la boisson vulneraire à l'eau mineralle, & le laict balsamique à l'eau blanche. Ce laict se prepare sans autre mystere, en jettant sur une livre d'eau de Riviere ou de fontaine, huit ou dix gouttes de dissolution de baume blanc de judée.

Enfin lors que la supuration a été causée par la suppression des reigles, ou la retention des vuydanges ; il faut prendre alternativement pendant trois semaines ou environ, un jour une pastille de santé, & un autre jour une prise d'opiatte hysterique ; faisant l'injection avec le laict balsamique, & ne la commençant que douze jours aprés avoir usé des Remedes interieurs.

Au surplus de quelque maniere que cette indisposition soit traittée, on doit toûjours commencer la cure par une prise de Sel de rosée, & reiterer ce Remede de 8. en 8. jours.

La doze de sel mineral ne se vend que 10. s. celle de l'hermaphrodite autant, & la dissolution de baume 30. s. la dragme.

LES PERTES DE SANG

De la matrice, & telles autres hemorrhagies que ce puisse être, sont infailliblement arrestées en quatre en six ou au plus en huit ou dix jours, en prenant le matin à jeun & le soir une bonne heure avant le soupé, une doze de la poudre stiptique, soit dans du sirop de confitures, soit dans du miel de narbonne, soit dans de la Marmelade, soit dans de la pomme cuitte &c. observant d'user en même temps de la boisson vulneraire.

La poudre stiptique se vend 10. s. la prise.

LA SOVRDITE' ET LE TINTEMENT D'OREILLES

Sont assez souvent gueris sans autre mystere par l'usage continué de l'essence oriculaire qui se met dans les oreilles soir & matin avec un peu de cotton; mais la cure est encore plus assurée si on use en même temps des pastilles de santé, & si avant que de mettre le cotton, on seringue dans les oreilles du laict balsamique, observant de ne le mettre dans la petite seringue, qu'aprés qu'elle aura trempé un peu de temps dans de l'eau bouillante, pour donner un peu de tiedeur à ce laict.

L'Essence oriculaire se vend un Escu la dragme.

LES TAYES ET LA PVRVLENCE DES YEVX

Sont ordinairement gueries par le seul usage de la pomade grise, & de l'Eau ophtalmique. On met le soir à l'heure du sommeil un flocon de cette pomade sur un plumaceau de charpy fort épais, & on l'applique sur lœil en le tenant ouvert, afin que le flocon de pomade touche à la prunelle. On met par dessus une compresse trempée dans l'Eau ophtalmique, & on assujettit le tout avec un bandeau, enfin le lendemain on étuve doucement l'œil de quatre en quatre heures avec l'Eau ophtalmique, & on continuë de la sorte jusqu'à l'entiere guerison, observant de faire la même chose aux deux yeux; lors qu'ils sont atteints de la même indisposition.

La Pomade grise se vend 15. s. le pot, & l'Eau ophtalmique 10. s. la bouteille.

LE LARMOYEMENT

Est guery par la pomade brune, dont on met le soir une mediocre quantité sur les paupieres & sur la glande lacrimale, c'est à dire dans le grand coin ou cantus de lœil qui est du côté du nez, observant pendant le jour d'user de l'Eau ophtalmique en la maniere qui vient d'être prescritte.

La Pomade brune se vend 30. s. la dragme.

LA DOVLEVR ET LA CARIE DES DENTS

Sont ensembles gueries par le seul usage de l'Essence noire, qui se met dans le creux de la dent avec le moins de cotton qu'il est possible pour ne pas presser le nerf; ce qui appaise la douleur à l'instant, & arrête pour jamais la carie, aprés trois, quatre ou au plus cinq applications, reiterées seulement si l'on veut lors du retour de la douleur.

A l'égard des fluxions & des douleurs, qui ne sont pas causées par la carie des dents, ou qui sont attirées par des chicots sur lesquels l'Essence noire ne peut être mise, on les arrête aussi sur le champs, en mettant avec un peu de cotton quelques gouttes d'Essence aromatique dans les oreilles ou dans les narines.

On donne pour trente sols une figuette d'essence noire, qui en contient assez pour guerir deux ou trois dents; & pour 15, une suffisante quantité d'essence aromatique pour soulager au moins quatre fois,

LES VLCERES DES NARINES

Ayant une croûte qui renaist autant de fois qu'elle est ôtée, sont promptement gueris par la pomade rouge, qu'on ne vend que 10. ſ. la boette.

LES LOVPES LES GANGLIONS

ET LES AVTRES TVMEVRS FROIDES

Se resoluent par l'emplâtre vert du saint Esprit, qu'on renouvelle seulement de six en six jours, étuvant à chaque fois la partie avec la liqueur resolutive bien chaude ; pourvû qu'on use pendant toute la cure des pastilles de santé,
Cet Emplâtre se vend 30. ſ. l'once.

LES NODVS ET LES EXOSTOSES.

Sont aussi dissipez par les mêmes Remedes.

LES FVRONCLES, L'ANTRAX, LE PANARIS

ET TOUTES LES AUTRES TUMEURS SANGVINES ET SUPURABLES.

Guerissent avec une indolence & une promptitude surprenante ; lors qu'ils sont pensez avec le même emplâtre, mettant au milieu un floccon de pomade rouge.

LES PVSTVLLES DE LA PETITE VEROLLE.

Sont pareillement gueries sans faire de douleur, & sans laisser aucunes marques ny impressions aux yeux, au visage ny ailleurs, pourvû qu'elles soient graissées deux fois chaque jour avec la pomade rouge.

L'ERESIPELE

Est encore guery trés promptement avec la même Pomade.

LE GOVETRE.

Ou loupe de la gorge, est guerie en mettant tous les soirs sous la langue en se couchant, & le matin une bonne heure avant que de sortir du lit, gros comme une noizette de l'Opiatte Portugaise, qui se vend 4. liv. l'once.

LES DARTRES ET LES PVSTVLES.

Sont gueries en peu de temps & sans aucun inconvenient, par la seule application de la Pomade grise, dans laquelle il n'entre ny mercure ny aucune autre drogue malfaisante, & qu'on ne vend que 10. ſ. la boette,

LES OEDEMES LES CRISTALINES
ET LES AUTRES TUMEURS AQUEUSES PARTICULIERES QUI NE MERITENT PAS LE NOM D'HIDROPISIES

Sont gueries trés promptement par la liqueur resolutive afoiblie avec moitié d'Eau ou un peu moins, bien chauffée dans un vaisseau de terre, pour en étuver la partie tumefiée de quatre heures en quatre heures, & la recouvrir avec le linge qui aura servy à l'étuver.

LES SKIRRES

Ou endurcissement de parties, sont ordinairement gueris par l'usage de la liqueur resolutive, & de l'emplâtre vert du saint Esprit.

LES HEMORRHOYDES ET LES AUTRES VARICES
OU DILATATIONS DE VEINES, CAUSE'ES PAR L'OPILATION DE LA RATTE

Sont gueries foncierement & sans retour, par l'usage de la boisson vulneraire, des pastilles de santé, & de la pomade hemorhoydalle, qu'on applique sur les Hemorrhoydes externes avec le bout du doigt, & sur les internes avec une meche de charpy.

Dans les hommes Saturniens & Rateleux qui n'ont point d'hemorrhoydes, il arrive presque toûjours que la veine spermatique du côté gauche, forme par sa dilatation ce qu'on nomme varicocelle ou hernie variqueuse, qui est une espece de fausse décente, pour la guerison de laquelle cette pomade doit être appliquée sur la partie à la maniere d'un emplâtre assujetty avec un suspensoir.

Enfin en quelques unes de ces mêmes personnes; & même dans les femmes, en qui la grosesse interromp en quelque sorte la circulation du sang, il arrive aussi fort souvent que les veines des cuisses & des jambes, forment par leur dilatation ces especes de varices que le vulgaire appelle veines rompuës, & sur lesquelles on doit mettre de la même pomade recouverte de papier gris.

Cette pomade se vend 15. s. la boette ordinaire, & les boettes doubles à proportion

LES VLCERES

De quelques parties du corps que ce soit, sont encore gueris par l'usage interieur de la boisson vulneraire & des pastilles de santé, appliquant en même temps l'Eau mondificative sur ceux qui sont superficiels & la seringuant dans ceux qui sont profonds, mais sans user de tentes ny de tampons, c'est à dire en recouvrant seulement la circonference de l'ulcere avec un plumaceau qui en doit être imbibé, & qu'il faut asujettir avec l'emplâtre vert du saint Esprit.

L'eau mondificative se vend 30. s. la bouteille.

LA CANGRENE

Est encore trés promptement arrêtée & son escare separé, en appliquant sur la partie cangrenée le même emplâtre & la même eau, pourvû qu'on prenne une doze ou deux, en un ou deux jours, de la poudre mysterieuse qui se vend 3. liv. la doze.

LES VERRUES LES PORREAUX
ET LES AUTRES EXCRESSANCES

Sont amorties avec l'Eau verucaire dont on les étuve le soir & le matin, & avec l'onguent rouge qu'on tient dessus en tout temps jusqu'à ce que toutes les excroissances soient tombées,

LES PLAYES SIMPLES

Sont trés promptement consolidées avec le baume du saint Esprit, insinué au dedans & appliqué au dessus sans tentes & sans tampons, observant d'en dissoudre une petite quantité en eau-de-vie, qu'on affoiblira ensuitte avec un peu d'eau, pour y tremper une compresse qui sera mise par dessus le plumaceau, ne renouvellant l'appareil que de 24. en 24. heures.

LES MAUX IMPURS PARTICULIERS

Doivent être distinguez dans l'un & dans l'autre sexe, en abcez, en vlcerations & en écoulemens; cet abcez qui est toûjours formé dans les aisnes, par une sorte de depôt critique, doit être conduit á supuration afin que l'impureté soit évacuée, ce qu'on peut faire par la seule application de l'emplâtre attractif, observant de commencer huit jours aprés l'ouverture de l'abcez, l'usage de la pâte amere, & de reiterer cette purgation de cinq en cinq iours jusqu'à la fin de la cure; mais aprés tout, comme la bonne maniere de penser y peut contribuer de quelque chose, les personnes qui pourront sans trop de scandal, se mettre entre les mains d'un bon Chirurgien feront mieux de prendre ce party.

Il ny a pas le même inconvenient dans le traittement des ulceres impurs, quand même ils seroient carcinomateux; car en les pensant sans beaucoup de façon & avec l'Eau mondificative & l'Onguent de Mexique, appliqué en trés petite quantité; ils seront amortis mondifiez & cicatrisez en trés peu de temps sans en craindre aucunes facheuses suittes, observant pendant ces pensemens de faire pareillement user de la pâte amere de cinq en cinq jours, & d'ailleurs de la boisson vulneraire, au moins à la quantité d'une pinte pour chaque jour.

Enfin pour ce qui est des écoullemens, on y remediera en chassant & mortifiant le virus qui les cause par l'usage de la même boisson & de la même pâte pendant 15. ou 20 jours, & ensuitte par l'usage des grains balsamiques pris au nombre de huit soir & matin dans de la pomme cuitte, ou avec quelque sirop de confiture; pendant lequel usage il faudra seringuer dans le canal le matin, à midy, & au soir, avec l'injection lactée. l'emplâtre attractif ne se vend que 10. s. l'once.

RUPTURES HERNIES OU DE'CENTES
vrayes & fausses dans les deux sexes

Sur lesquelles on pourra connoître par le livre qui enseigne l'Art de les guerir, & dont il a été fait mention dans la lettre écrite à Monsieur des Roses; que le privilege accordé pour l'impression de ce livre dés l'année 1676 portoit aussi permission d'établir une Manufacture royalle dans chacune des grandes Villes du Royaume, pour la fabrique, vente & distribution des Bandages inventez par l'autheur, pour retenir dans

leur

leur situation naturelle, les parties qui par leur deplacement forment ces indispositions. Ce n'est pas que les brayers ou bandages d'Acier, ne fussent dés lors & même longtemps auparavant en usage, mais comme ils n'avoient été inventez que par des personnes peu industrieuses; ils avoient encore tant d'imperfection, qu'ils ne pouvoient contribuer en aucune maniere à la guerison du mal, & qu'ils ne pouvoient pas même à beaucoup prés assujettir toutes les sortes de Décentes; ce qui exigeoit toute l'application qu'on avoit apportée dans l'invention de ces nouveaux Bandages, qui se sont trouvez par experience d'une si grande utilité au public; que pour les Décentes les plus affreuses & les plus glissantes, ils font un assujettissement exact & constant dans tous les differens mouvemens du corps, & mesme dans les plus violens & dans les plus extraordinaires; ce qui établissoit d'ailleurs la possibilité de guerir ces indispositions, non seulement sans exposer davantage les malades, à ces grandes & cruelles operations qu'on pratiquoit auparavant pour parvenir à cette cure; mais encore sans les assujetir ny à la situation du lit, ny mesme au repos & à la retraite; comme on le fit connoître par cet ouvrage, & comme on la depuis justifié par une infinité d'experiences.

Ce qu'on doit sçavoir d'autre part, est que tout ce qui a l'apparence de vrayes Décentes ne l'est pas, car outre l'Hernie variqueuse dont il a été cy-devant fait mention, il y a encore quelques autres indispositions qu'on nomme fausses Décentes ou hernies similitudinaires à sçavoir celle qui est faite par des vents survenus dans les bources, & qu'on nomme pneugmatocelle ou hernie venteuse; cette qui est faite par des eaux amassées au mesme lieu, qu'on nomme hidrocelle ou hernie aqueuse, & enfin celle qui est formée par une chair excroissance qui s'est engendrée sur l'une ou l'autre des parties contenuës dans les bources; & qu'on appelle par cette raison sarcocelle ou hernie charneuse.

LE PNEUGMATOCELLE
OU HERNIE VENTEUSE

Est ordinairement guery en peu de jours, en portant seulement un suspensoir de toille, qui sert à soutenir la partie, à faciliter le retour des vens, & à retenir sur le mal une compresse imbibée dans la liqueur resolutive affoiblie avec un tiers d'eau, bien chauffée & appliquée de quatre en quatre heures.

L'HIDROCELLE
OU HERNIE AQUEUSE

Se guerit de la mesme maniere, observant d'ailleurs de purger de trois jours l'un avec la poudre hidragogue.

LE SARCOCELE
OU HERNIE CHARNEUSE

exige encore le suspensoir, & d'ailleurs l'application de l'emplâtre vert du saint esprit, purgeant de huit en huit jours avec la pâte amere.

LES VRAYES DE'CENTES

Sont toûjours formées par quelques parties du bas ventre qui se portent en des endroits qu'elles ne devroient point occuper; comme sont les Boyaux & l'Epiploon dans les deux sexes, & la Matrice dans les femmes.

K

Lors que les Boyaux déplacez forment une tumeur au nombril; cette indisposition se nomme exomphale; lors que leur extremité qui forme le siege est relachée au point de se porter & de se renverser en dehors, cela s'appelle Décente du siege; enfin lors qu'ils se portent ou seuls ou avec l'Epiploon en certains trous qu'on nomme anneaux & qui sont au dessous de la peau dans les Aines, ils y font l'espece de Décente qu'on nomme bubonocele, & qu'on dit être complette, lors que les parties deplacées ont décendu jusque dans le scrotum.

A l'égard de la Matrice, elle ne fait pour l'ordinaire qu'une simple Décente, en s'affaisant dans son col sans changer d'ailleurs sa propre disposition, mais il arrive aussi quelques fois que son fond sort par son emboucheure, ensorte qu'elle paroit toute entiere entre les cuisses, où elle forme en cet état ce qu'on nomme renversement ou precipitation de matrice.

L'EXOMPHALE

Qui est petit & nouveau, peut estre guery radicallement & sans retour, en appliquant dessus de 8 en 8. jours deux gouttes de l'Essence herniaire. & par dessus un emplâtre stiptique, assujettissant le tout avec le bandage ombilical, qui ne doit estre ôté que quand le malade est couché sur le dos, & qui doit estre remis, avant que le malade soit relevé; car autrement les Boyaux feroient des impulsions contre les parties dilatées, qui empêcheroient le resserrement que l'Essence & l'emplâtre doivent procurer.

Si pendant la pratique de ces Remedes, le malade use de l'opiatte herniaire gros comme une aveline chaque matin à jeun, la guerison en sera plus seure & plus prompte.

La dragme d'Essence herniaire se vend 40. s. les emplâtres stiptiques 10. s. piece, l'Opiatte herniaire 30. s. l'once, & le bandage ombilical 6. liv.

LA DECENTE DU SIEGE

Sera guerie par l'usage des grains dorez & de la pomade balsamique, qu'il faut insinuer dans le siege avec le doigt, le matin, le soir & toutes les fois qu'on aura été à la selle, & qui se vend 30. s. l'once.

LE BUBONOCELE

Doit être traité comme l'exomphale, si ce n'est qu'il faut un Bandage d'Acier de la Manufacture Royalle, à une ou deux platines, selon que le bubonocelle est simple ou double.

La forme de cette sorte de Bandage doit être variée en beaucoup d'autres circonstances, selon la conformation du corps, & la disposition particuliere de chaque Décente; mais on s'en instruit à la Manufacture, ou par l'examen du mal, lors que le malade est present, ou par un memoire qu'il doit envoyer, avec la mesure de tout le tour du corps prise à l'endroit des Aines.

Par ce memoire, il doit marquer s'il a le ventre gros ou plat, si les fesses sont hautes ou basses, si la Décente est à droit ou à gauche, ancienne ou nouvelle, grande ou petite, simple ou double, & en ce dernier cas, de quel côté elle est plus considerable.

Comme le ventre s'applatit lors qu'on est couché, & qu'un Bandage d'Acier est trop roide, pour être flexible à cette depression, il faut l'ôter étant au lit pour mettre en place une sorte de bandage de nuit sans Acier qu'on appelle champignon, ou de moins mettre sur l'emplâtre une compresse assez grosse, pour remplir tout l'espace qui se trouve alors, entre la peau, & les plottes du Bandage d'Acier, observant toûjours de ne l'ôter que quand on est déja couché, & de le remettre avant que de sortir du lit.

Le Bandage d'Acier se vend 10. liv. lors qu'il n'est que pour une seule Décente, & 15. liv. lors qu'il est à deux plottes.

Le champignon se vend 5. liv.

LA DE'CENTE

ET LA PRECEPITATION DE MATRICE

Est quelque fois guerissable & d'autres fois incurable, selon qu'elle est plus ou moins graude, ou qu'elle est plus nouvelle ou plus ancienne; mais dans l'un & dans l'autre cas, elle doit être reduitte avec la main, & retenuë dans sa situation naturelle, avec un pessaire plus ou moins grand selon la dilatation de la partie.

Outre les pessaires, il faut pour celles qui sont guerisables user des grains balsamiqués pendant six semaines ou deux mois, & faire durant le même temps injection de quatre en quatre heures dans le col de la matrice avec l'injection lactée

ACCIDENS

QUI SURVIENNENT AU BUBONOCELE

Si fortes & si glissantes que puissent être les Décentes qui se font dans les Aines, elles ne sont sujettes à aucun inconvenient lors qu'elles sont assujetties par un Bandage de la Manufacture royalle, même sans le secours ny de l'essence herniaire ny de l'emplâtre stiptique; & au contraire quand pour les plus petites on pratiqueroit les plus excellens Remedes avec un méchant Bandage, cela n'empêcheroit pas qu'on ne fût exposé aux accidens les plus funestes, sans rien avancer pour la guerison; car à moins que l'assujettissement des parties reduites ne soit exact & continuel, il arrive frequemment que dans quelques mouvemens & en certaines situations, elles se glissent sous la plotte du Bandage qui les presse, qui les meurtrit, & qui aprés avoir fait souffrir beaucoup de douleur aux Malades, les reduit souvent à la facheuse necessité de supporter une operation trés cruelle, pour prevenir la gangrene de ces parties qui causeroit en bref une mort inevitable.

Cette necessité peut avoir deux causes differentes, l'une que l'Epiloon aprés avoir été longt-temps comprimé de la sorte, s'atache aux vaisseaux spermatiques & aux bources, de façon qu'il n'en peut être separé qu'avec le fer; l'autre que les esprits, les humeurs & les excremens attirez par la compression dans le boyau tombé, le gonflent de telle sorte, que ne pouvant plus rentrer, il demeure étranglé dans les Anneaux jusqu'à ce qu'ils ayent été decouverts & incisez; ce qui cause aussi-tôt un vomissement continuel, dans lequel on rejette quelques fois jusqu'aux matieres fecalles; & ensuitte la gangrene de l'intestin & par concequent la mort, si elle n'est prevenuë à temps par l'operation.

Monsieur Remond a été chargé d'un grand assortiment de toutes sortes de bons Bandages; & on aura soin de luy en envoyer de temps en temps autant qu'il en faudra, pour en fournir toute l'Isle de Cayenne; mais à l'égard des habitans des autres Isles & des habitations Françoises de terre ferme, qui voudront pourvoir à ce qui les concerne, ils donneront leurs ordres à Paris ruë de la Huchette à l'enseigne du saint Esprit de Mompellier, où est la Manufacture royalle des Bandages & le Magazin du sieur de

Launay où l'on peut recouvrer tous les Remedes cy-devant mentionnez, & generallement tout ce qui peut concerner la Medecine experimentalle,

LES PAUVRES GENS

Trop éloignez de l'hopital de Cayenne pour y être secourus, prendront seulement comme il a été dit dans les fiévres intermittentes, le premier jour une prise de pâte blanche, & le troisiéme une doze d'infusion de pâte noire, ce qui pourra être reiteré le cinquiéme ou le sixiéme pour emporter le reste du levain.

Quelques fois neanmoins la fiévre fait encore ressentir ses accez aprés ces évacuations, acause de la presence d'un levain diffus dans la masse du sang; mais en ce cas on amortira aizement ce levain par une tizanne amere, qu'on prendra environ deux heures avant & deux heures aprés chaque accez jusqu'à parfaite guerison, & qu'on preparera sans frais avec les racines de gentianne, les fleurs de petite centaurée, & la moyenne escorce de fresne.

A l'égard des venins & poisons, l'Orvietan est d'un trop grand effet & d'une trop mediocre dépence, pour conseiller aux pauvres de prendre dans ces occasions aucun autre sorte de Remedes; outre qu'il y a peu de paroisse à la campagne, où il ne se trouve quelques personnes aizées qui en ait provision, & qui ne se face un plaisir d'en faire une charitable distribution, dans une pressante necessité,

A l'égard des pauvres Lepreux; on laisse aux hospitaliers de saint Lazare le soin d'y pourvoir suivant leurs obligations & leurs vœux.

Quand à la maladie impure, outre qu'il est rare qu'elle attaque les pauvres gens, on peut croire qu'il leur seroit impossible de se guerir par eux mêmes, n'ayant ordinairement ny assez d'industrie, ny assez de commoditez pour cela; mais on s'en est d'autant moins inquieté, que dans le placet presenté par feu Monseigneur le Duc de saint Simon, on a offert de délivrer tout le Royaume & pour toûjours de cette facheuse & scandaleuse maladie,

Pour ce qui est des escrouelles formées qui ne peuvent être traittées avec succez, que par d'habiles gens & avec bien de la dépence, les pauvres auront recours à l'attouchement de sa Majesté; ou en tous cas en France à l'Hôpital du saint Esprit d'Angers, où l'on doit traitter toutes especes de maladies presumées incurables, & aux Indes à celuy de Cayenne qui luy est annexe, & où il y aura toûjours de trés habiles gens pour la Medecine & pour la Chirurgie.

Dans le scorbut on donnera premierement la pâte jaune, & ensuitte l'infusion de pâte noire jusqu'à deux ou trois fois s'il le faut environ de 8. en 8. jours, gargarisant souvent la bouche avec la decoction de cresson alenois, ou d'autres simples de même qualité, dont il sera bon même de boire tous les jours quelques verres.

Dans l'Apoplexie & dans la Letargie, on donnera sans differer par la bouche & en lavement l'infusion de la pâte noire, reiterant si besoin est.

Dans l'Epilepsie & dans la paralisie, on donnera premierement une doze de pâte jaune, & ensuitte l'infusion de pâte noire reiterée au moins de quinze en quinze jours.

Dans les vapeurs on donnera de trois en trois jours jusqu'à cinq fois une doze de pâte blanche, & ensuitte une ou deux prises de pâte jaune.

Dans l'Esquinancie on donnera la pâte jaune par la bouche, & l'infusion de pâte noire en lavement, appliquant sur la gorge les feuilles de joubarde concassées.

Dans la Pulmonie ou Phtisie, on donnera alternativement de cinq en cinq jours la pâte blanche & la pâte jaune, avec la boisson vulneraire qu'on prendra presque bouillante de quatre en quatre heures, à la quantité de demy escueillée avec une cuillerée de castonnade ou pareille quantite de miel blanc,

Dans

Dans l'Asime on fera la même chose avec cette seule difference, qu'au lieu de la Pâte jaune, on donnera de temps en temps l'infusion de pâte noire.

Dans l'Indigestion on donnera de deux jours l'un la pâte blanche pendant douze jours, aprés lesquels on donnera une doze de pâte jaune.

Dans la Diarrhée & dans la Dissenterie, on donnera deux fois la pâte blanche, & deux fois l'infusion de pâte noire, usant ensuitte d'une Tizanne faite avec la racine de grande consoude ou consolide

Dans les Coliques on donnera une fois la pâte blanche, & une fois l'infusion de pâte noire.

Dans l'Hidropisie on donnera alternativement la pâte blanche & la pâte jaune.

Dans la Suppression d'Vrine on donnera l'Eau de Terre sainte, aprés avoir purgé une ou deux fois avec la pâte blanche.

Dans les Catharres, Rheumatismes &c. on donnera deux prises de pâte blanche, & autant d'infusion de pâte noire en huit jours, provoquant la sueur avec les Hiebles dans les jours d'intervalle d'une purgation à l'autre.

Dans la Suppression des Reigles, on donnera une seule doze de pâte blanche, & deux ou trois s'il le faut d'infusion de pâte noire.

Dans les pertes de Sang; on purgera une seule fois avec la pâte blanche, & on usera ensuitte autant que besoin sera de la Tizanne de consoude.

Pour la Sourdité & Bourdonnement, on purgera une fois avec la pâte blanche, & deux fois avec l'infusion de pâte noire, mettant dans les oreilles du suc d'ognons pres-que cuits sous la ceudre.

Pour toutes especes de fluxions sur les yeux & sur les dents, on purgera une fois avec la pâte blanche, & une ou deux avec l'infusion de pâte noire, observant d'appaiser la douleur des dents avec le vinaigre bien chaud, dans lequel on aura fait boüillir de la sauge, le tenant dans la bouche autant de temps qu'il faudra, & de mondifier les yeux avec l'Eau qu'on trouvera cy-aprés décritte.

L'emplâtre attractif servira pour tous les maux exterieurs qui doivent supurer.

Il y a des champignons à la capucine qui ne reviennent qu'à 20. s. & qui servent aux pauvres pour arrêter les vrayës Décentes.

Le Baume d'Ormeaux peut guerir leurs playës.

Leurs ulceres seront traittez avec l'Eau verte cy-aprés décritte.

Cette Eau même appliquée bien chaude sur les tumeurs froides les ressoud quelques fois; mais elle guerit bien plus seurement toutes les infections de la peau, Galles, Dartres, Eresipeles, brûlures &c.

EAV OPHTALMIQVE POVR LES PAVVRES

Mettez dans un vaisseau de verre au soleil ou auprés du feu pendant deux jours, deux pintes d'Eau de Riviere ou de Fontaine, demy once de racines de flambes découpées par rouelles, une pincée de semence de violette, & gros comme une noizette de couperose blanche, puis ayant passé cette Eau ; étuvez en les yeux malades de quatre en quatre heures.

EAV VERTE VLCERAIRE

Iettez trois pintes d'Eau bouillante sur un gros de vert de gris & deux gros de couperose blanche, pulverisez, tamisez & mis dans un pot de Terre vernie, remuant ensuitte avec avec un bâton jusqu'à ce que l'Eau soit refroidie, puis ayant étuvé le mal avec cette Eau, on le recouvrira avec le linge même qui aura servy à l'étuver, & par dessus quelques compresses trempées dans la même Eau, observant de renouveller l'appareil deux fois au moins chaque jour, d'humecter le linge pour les détacher plus facilement, & de remuer l'Eau toutes les fois qu'on la voudra mettre en usage.

INSTRVCTIONS PARTICVLIERES POUR MONSIEUR REMOND.

Ne doutant pas Monsieur que les sentimens d'honneur que j'ay toûjours remarquez en vous ; ne vous portent du moins autant que vôtre propre interêt, à procurer par tous les moyens possibles l'augmentation de nôtre Hôpital de Cayenne, & l'établissement de quelques autres dans les Isles & dans les Habitations voisines, où il n'a pas encore été pourvû aux devoirs d'Hospitalité Chrétienne, j'ay pensé que je devois vous informer de tout ce qui pourra contribuer au succez de cette entreprise, aussi bien qu'aux avantages particulieres que vous en pouvez retirer.

Ie dois donc vous dire en premier lieu, que vous pourrez en cas de besoin agir par correspondance & protection reciproque, avec ceux de nos Confreres qui gouvernent un Hôpital que nous avons à Mexique, & un autre que nous avons à Goa.

En deuxiéme lieu que lors de l'établissement des Hôpitaux de la Martinique & de la Guadaloupe, Messieurs les Gouverneurs & Habitans de ces Isles, acheterent à cet effet quelques maisons dont ils firent augmenter les Edifices ; qu'ils contribuerent chacun de biens, meubles & immeubles considerables ; qu'il fut arrêté que dans les premiers années d'établissement il ny auroit que les personnes absolument libres qui seroient gratuitement traittées ; que les Maîtres qui recommenderoient leurs engagez dans ces Hôpitaux, seroient tenus de fournir cinq livres de Petun par jour pour survenir à leurs alimens & medicamens ; que les engagez qui seroient destituez de la recommandation de leurs Maîtres, seroient obligez aprés le recouvrement de leur santé, de travailler au profit de ces mêmes Hôpitaux jusqu'à concurence d'un dedommagement équivalent ; que les fonds aumônez seroient incessammment employez en achapt de Negres, pour en procurer l'augmentation au profit des Pauvres ; que les Chirurgiens seroient gagez, & qu'il y auroit outre les Oblats & Oblattes des Hommes & des Femmes de service.

En troisiéme lieu que si le R. P. du Tertre Iacobin, soûtient dans son Histoire generalle des Antilles, que dans celle de Cayenne l'air est plus malin que dans aucune autre ; on voit aucontraire par le voyage de Monsieur Biet qui étoit superieur des Missionaires de cette Isle és année 1653. & 1654. que cet air est aussi temperé & aussi salubre qu'on le sçauroit desirer ; ce qui rend le temoignage de ce Pere d'autant plus suspect, qu'il paroît en quelques endroits de son Histoire, qu'il avoit été fort sensible à ce qui avoit été dit par Monsieur Biet dans son livre, contre les Religieux Missionnaires : quoy qu'il en soit, on a sçû icy par le rapport sincere de Monsieur des Roses, qu'à la verité la mortalité a été assez grande en cette Isle dans les premiers Années de l'établissement des François, mais que la coupe des Bois a tellement depuré l'air, qu'il est presentement aussi sain que celuy des Regions temperées de nôtre continent, & que même ces sortes de contagions qui regnoient depuis dix années dans toutes les Antilles, ont plûtôt cessé en celle là, que dans la plus grand part des autres.

Et en quatriéme lieu, que vous pourrez avec beaucoup d'apparence de succez, traitter la sorte d'hidropisie dont il est parlé à la 4. page de ce cahier avec nôtre poudre hidraguogue, nôtre Orvietan & nôtre Boisson vulneraire, que vous pourrez employer utilement contre cette autre maladie qu'on nomme Coup de barre, nôtre purge flegmes, nôtre purge tout, & nôtre eau mineralle de terre sainte, que vous remedierez à l'engourdissement des nerfs & des tendons, par les mêmes purgatifs & par nôtre Essence.

sudorifique, & que vous guerirez enfin la Maladie qu'on nomme Pian ou Epian, aussi bien que les maux causez par les chiques; en pratiquant les Remedes ordonnez pour la Maladie impure, & pour les ulceres virulens.

Nous vous exhortons cependant à nous envoyer des memoires exacts de toutes vos experiences, pour nous donner lieu de reigler plus precisement & plus seurement vôtre pratique: Nous souhaittons d'autre part que vous recherchiez avec application, les vertus des simples du Pays; afin de nous envoyer provision de ceux que vous aurez reconnu être les plus efficaces, & qui se pourront descher & transporter sans alteration de leurs vertus. Enfin vous nous ferez beaucoup de plaisir si par l'examen des Terres des Mines, & des Eaux du Pays; vous nous donnez lieu de faire quelques heureuses découvertes, & si par vôtre attachement au service de l'Ordre vous meritez comme nous l'esperons, la protection qu'il se propose de vous donner.

Mais ce que nous vous recommandons le plus particulierement, est d'apporter toute l'application dont vous êtes capable au choix des personnes que vous commettrez pour la distribution de nos Remedes; & de les avertir que les Malades à qui ils seront administrez, seront reputez participans au merite de toutes les bonnes œuvres qui se pratiquent dans nos Hôpitaux, puis qu'en les payant au prix fixé, ils nous donnent lieu d'en appliquer le tiers au profit de nos pauvres; & qu'ainsi ils se trouvent être du nombre de nos biensfaiteurs, en faveur desquels nos Saints Peres les Papes ont accordé tant de graces spirituelles, qu'ils semblent qu'ils ayent eû dessein d'épuiser tous les Tresors de l'Eglise, pour recompenser la charité des Fideles, qui contribuent de quelque maniere que ce puisse être, aux dépences que nous sommes obligez de faire, pour survenir à tous les besoins des membres de Iesus-Christ; comme on le pourra voir par l'extrait de quelques unes de leurs Bulles, que j'ay crû devoir ajoûter icy.

PRIVILEGES ET INDVLGENCES
ACCORDÉES AUX BIENSFAITEURS DES HÔPITAUX DU SAINT ESPRIT.

Ceux qui auront aumôné quelques choses aux Hôpitaux du Saint Esprit, étant contrits & confessez tous les jours de Fêtes de nôtre Seigneur comme à Noel, la Circoncision, la transfiguration, la Resurrection, l'Ascension, la Pentecôte, comme aussi les Fêtes de la glorieuse Vierge Marie, à sçavoir la Nativité, la Purification, l'Annonciation, l'Assomption, & chacun desd. jours gagneront trois Ans & autant de Quarantaines des penitences enjointes, & durant les Octaves des Fêtes susdites, chaque jour ils gagneront un An & quarente jours, & tous les vendredis de l'Année, en memoire de la Passion de nôtre Seigneur, ils gagneront aussi un An & quarante jours. *Boniface IX.*

Ils pourront élire un Confesseur approuvé de l'ordinaire pour être absous une fois en la vie de tous cas encore qu'ils fussent reservez au Saint Siege, excepté seulement ceux contenus en la Bulle *in Cœna Domini. Vrbain IV.*

Ceux d'entr'eux qui retireront auprés de leur personne un des Enfans exposez qui auront été élevez dans les mêmes Hôpitaux, pour le nourrir & pourvoir à son établissement; & encore ceux qui dotteront & mariront quelques unes des Filles d'iceux Hôpitaux, pourront élire un Confesseur approuvé de l'Ordre, lequel pourra absoudre des mêmes cas une fois en la vie, & une autre fois à l'article de la mort. *Innocent VIII.*

Les Ecclesiastiques biensfaiteurs des mêmes Hôpitaux, qui auront obmis de reciter les Offices Divins, obtiendront la remission de tous leurs pechez & défauts par eux encourus. *Boniface VIII.*

Ceux qui legueront par Testament en faveur des mêmes Hôpitaux, pourront élire un

Confesseur approuvé, & être absous de tous leurs pechez à l'article de la mort. *Honoré III.*

Les défunts qui auront donné pendant leur vie quelque chose chaque année aux mêmes Hôpitaux, seront delivrez des peines du Purgatoire; & les vivans qui font actuellement la même aumône, obtiendront l'entiere remission de leurs pechez. *Nicolas V.*

Ceux qui étant à Rome detenus par Maladies ou autres empêchemens, sans pouvoir visiter les Eglises, faire les Stations, & recevoir la Benediction Pontificalle, ne laisseront pas de participer aux Indulgences & autres graces spirituelles attribuées à ces bonnes œuvres, en faisant selon leur pouvoir quelques aumônes aux mêmes Hôpitaux. *Sixte IV.*

Ceux-là & tous autres biensfaiteurs des mêmes Hôpitaux, gagneront pleniere remission de leurs pechez, huit milles Ans & trente milles Quarantaines & generallement toutes les Indulgences des Stations de Rome, & du Pelerinage de la Terre Sainte. *Boniface IX.*

Les mêmes biensfaiteurs participeront à jamais au merite de toutes les Messes, Matines, Veilles, Ieunes, & Aumônes qui se font en tout l'Ordre & Religion du Saint Esprit. *Benoist XII.*

Les Hommes & Femmes qui servent jusqu'à la mort dans les mêmes Hôpitaux les Infirmes & les Enfans exposez, participent à tous les Privileges, Facultez, & Graces accordées à tous les Membres du même Ordre. *Sixte IV.*

La septiéme partie de la Penitence est remise à tous ceux qui font quelques aumônes aux mêmes Hôpitaux. *Boniface IX.*

Les mêmes biensfaiteurs auront Indulgence pleniere de tous leurs pechez, étant vrayement contrits & confessez, ou ayant ferme propos de se confesser, au temps determiné par l'Eglise. *Paul IV.*

Ils sont participans à perpetuité à l'Indulgence quinquagenaire de Rome, de Peine & de Coulpe *Vrbain IV.*

Les Nottaires & Confesseurs sont exhortez de representer à ceux qui vont de vie à trepas, qu'ils s'assureront la remission de leurs pechez, en contribuant par quelques legs, aux bonnes œuvres des mêmes Hôpitaux. *Sixte IV.*

Nota qu'aprés avoir reçû avis du depart des Vaisseaux sur lesquels on a chargé les Remedes cy-devant mentionnez; on a eu si peu de temps & on a dressé ces memoires avec tant de precipitation, qu'on a obmis d'apprecier quelques uns de ces Remedes, dans les endroits où ils auroient dû l'être, à quoy on a dû suppléer en marquant icy, que l'Extrait Gregeois se vend 40. s. la prise, les Tablettes Antinephretiques 20. s. la Poudre Febrifuge autant, les Grains Balsamiques 10. s. les Pessaires 3. livres piece, la Liqueur Resolutive 15. s. l'once, l'Onguent consomptif & celuy de Mexique chacun 30. s. la dragme.

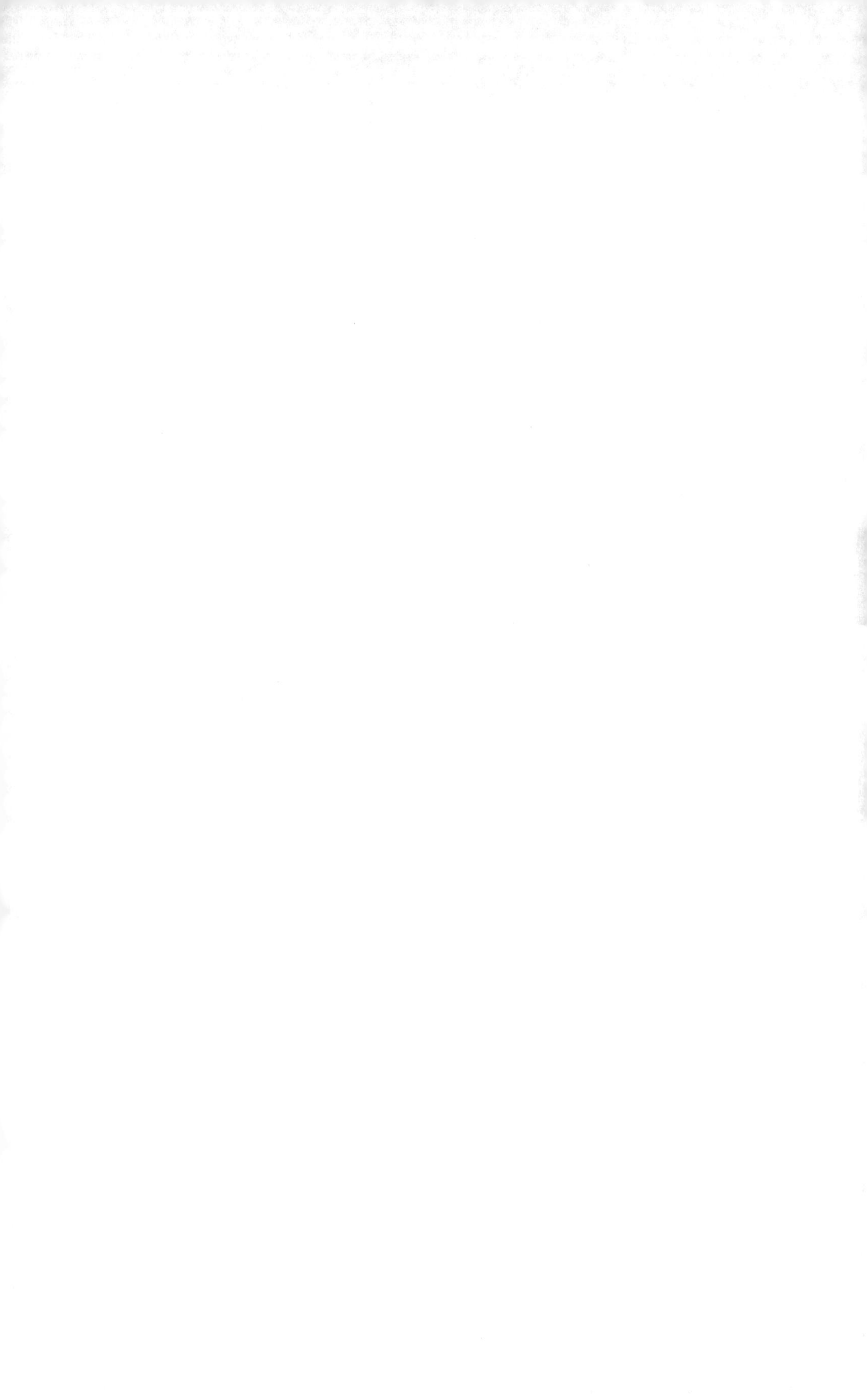

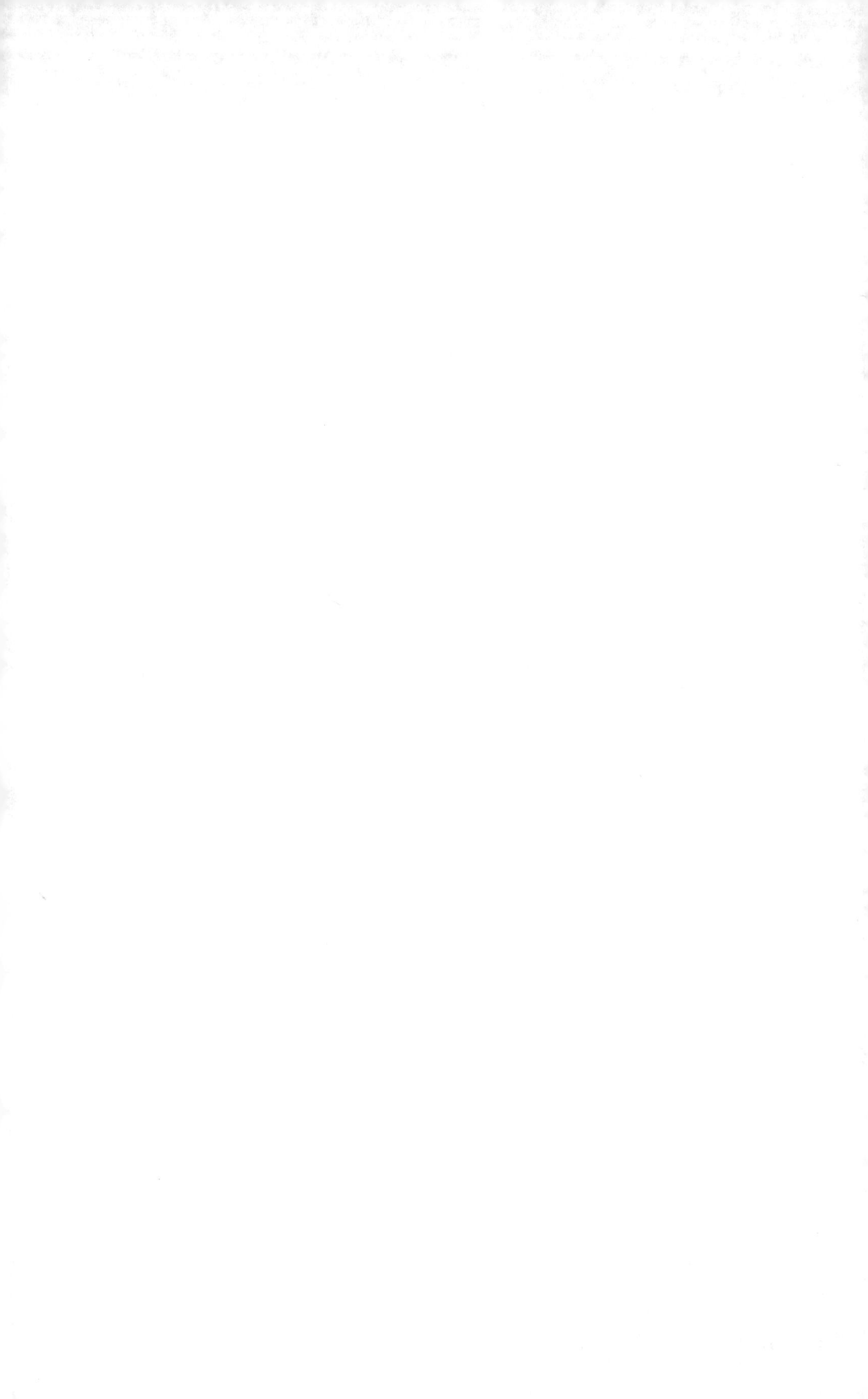

www.ingramcontent.com/pod-product-compliance
Lightning Source LLC
LaVergne TN
LVHW012005160826
845678LV00002B/689

* 9 7 8 2 3 2 9 6 7 4 1 1 7 *